나는 다이어트 주치의가 있다

다이어트와 폭식을 반복하는 사람들을 위한 맞춤 해결법

나는 다이어트 주치의가 있다

초판 1쇄 인쇄 2020년 9월 22일
초판 1쇄 발행 2020년 9월 25일

지은이 전승엽

발행인 백유미 조영석
발행처 (주)라온아시아
주소 서울특별시 서초구 효령로 34길 4, 프린스효령빌딩 5F

등록 2016년 7월 5일 제 2016-000141호
전화 070-7600-8230 **팩스** 070-4754-2473

값 14,500원
ISBN 979-11-90820-79-0 (03510)
※ 라온북은 (주)라온아시아의 퍼스널 브랜드입니다.

나는 다이어트 주치의가 있다

다이어트와 폭식을
반복하는
사람들을 위한
맞춤 해결법

전승엽 지음

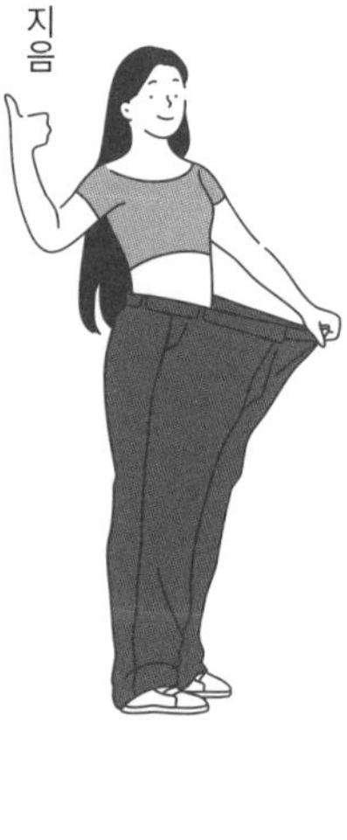

RAON BOOK

프롤로그

다이어트 주치의와 함께하면 누구나 10kg 뺄 수 있다

"마른 사람들은 이유가 엇비슷하지만 살찐 사람들은 저마다 천차만별의 이유를 갖고 있다."

러시아의 문호 톨스토이의 《안나 카레니나》 첫 문장(행복한 가정의 모습은 모두 비슷하지만 불행한 가정은 저마다 각기 다른 불운을 갖고 있다)을 빌려 응용해본 것인데, 비만클리닉을 운영하면서 구구절절한 사연들을 듣다 보면 살이 찌게 된 이유가 정말 천차만별이다.

결혼 전에는 50kg을 넘어본 적이 없었는데 두 번의 출산 후 70kg 밑으로 내려가지를 않는 워킹맘, 친구 따라 먹기 시작한 식욕억제제를 반복하면서 5kg 뺐다가 10kg 올라가고, 10kg 뺐다가 20kg 올라가기를 반복했던 30대 여성, 믹스커피를 하루에 10잔씩 마시면서 왜 자꾸 살이 찌는지 모르겠다고 하던 중년 남성, 그들과 정반대의 경우로 170cm의 키에 44kg의 몸무게인데 40kg가 되기 위해 오는 사람도 있었다.

다이어트 진료를 전문적으로 하고 있지만 하면 할수록 남의 살을 빼주는 것이 쉬운 일이 아님을 깨닫는다. 다이어트는 평생 하는 것이라고 다들 암묵적으로 동의하고 있는 만큼 어려운 것이 사실이다.

세상에는 다이어트 보조제를 기적의 명약으로 홍보하고, 세상에 없던 특별한 비법이라도 되는 것처럼 소개하는 다이어트 식단이 난무한다. 다이어트는 하나의 산업이 되었고, 일선에는 연예인들이 포진되어 있다.

하지만 우리가 다이어트를 할 때 다루는 것은 결국 자신의 몸이다. 입소문에 내 몸을 맡겨서는 안 되고 자본에 팔아서도 안 된다. 의사와의 상담을 통해 살이 찌는 원인을 파악하고 의학적으로 검증된 방식으로 다이어트를 해야 한다. 그런 점에서 나는 이 책을 통해 다이어트 주치의를 자처해본다.

'다이어트 병원은 약만 처방해주는 데 아닌가?'라고 생각하는 사람들이 많지만 약보다 중요한 것이 상담이다. 자기 '몸무게의 역사'를 알아야 교정할 부분을 짚어줄 수 있기 때문에 나는 상담을 길게 하는 편이다. 듣다 보면 의학적, 영양학적 지식이 부족해서 체중이 증가하는 안타까운 사람도 있고, 폭식장애를 치료하기 위해 정신과 상담을 받아야 하는 사람도 있다. 또한 놀랍게도 살을 빼지 않아도 될 사람들이 의외로 다이어트 클리닉을 많이 찾는다.

그러나 살이 찐 원인 중 묘하게 공통적인 부분들이 많다. 그중 대표적으로 간과할 수 있는 부분들을 잘 정리해서 독자들에게 전달해주는 것으로도 지구 전체의 무게를 줄이는 데 큰 기여를 할 수 있지 않을까 생각한다.

이 책은 다이어트를 시작하게 되는 동기부여와 다이어트 전략, 그리고 실제 진료실에서 있었던 사례와 다이어트 클리닉에 대해 다룬다.

1장은 살이 찌는 이유를 개인적, 시대적, 환경적 관점에서 분석하고, 동시대를 살아가는 일원으로서 체중과 관련해 공감할 수 있는 이야기를 다루었다. 2장은 비슷한 관점에서 지금까지의 다이어트는 무엇이 문제였는지를 짚어 본다. 3장은 다이어트 관련 마인드 전략, 4장은 집 또는 병원에서 도움받을 수 있는 다이어트 실전 전략을 담았다.

5장은 위의 이론을 바탕으로 적용해보는 응용편이라고 할 수 있다. 실제 진료한 사례들을 바탕으로 다이어트 유형별로 나눠 살펴보았다. 6장은 아직 다이어트 목적으로 병원을 찾아보지 않았거나 잘못 이용하고 있는 사람들에게 도움이 될 만한 핵심 정보들을 담았다.

이 책은 검증되지 않은 방법이 아닌, 의학적인 지식을 응용한 다이어트 내용을 담았다. 부디 이 책이 당신을 인생의

마지막 다이어트로 안내하길 바란다.

다이어트 때문에 고민인 사람들에게 강조하고 싶은 것은 다이어트 분야에 대가는 없다는 것이다. 우리가 무엇이 문제인지 몰라서 살이 찐 게 아니듯, 결국 다이어트는 큰 깨달음이나 묘책이 있는 분야가 아니다. 다이어트를 전공으로 하는 의사들 역시 최신 이론을 공부하고 섭렵할 수는 있겠지만 모든 사람의 살을 일률적으로 빼줄 수는 없다.

따라서 다이어트의 대가보다는 가까이에서 잔소리해줄 수 있는 친구나 가족 같은 주치의가 가장 좋은 다이어트 의사다. 주치의와 함께 자신의 감정을 파악하고 잘못된 습관을 교정해서 꾸준히 실행할 수 있다면 험난한 다이어트의 길이 한결 덜 외롭지 않을까 생각해본다.

전승엽

차 례

2장 유행하는 다이어트에 흔들리지 마라

3장 습관을 분석하면 살이 빠진다

4장 체질을 개선하면 요요가 두렵지 않다

5장 타입별 맞춤 다이어트 처방

6장 병원 다이어트, 이것이 궁금해요

1장

살찌는 원인부터 분석하라

습관 문제 : 무엇을 언제 얼마나 먹고 있는가?

다이어트는 시간의 누적이므로 결국 무엇을 언제, 얼마나 먹는가 하는 습관의 문제로 귀결된다. 본인에게 어떤 문제가 있는지 인지할 수 있는 부분도 있지만 인지할 수 없는 부분도 많기 때문에 체중 증가가 모두 본인의 탓이라고 할 수만은 없다. 이럴 때는 주변에 조언을 구한다든가 환경을 바꾸는 계기를 마련하는 것이 필요하다. 우선 간과하기 쉬운 습관들을 살펴보자.

먹을 수밖에 없는 환경?

아이를 키우는 엄마들을 보면 잠을 잘 못 자고 시간이 없어서 운동을 못 하는 이유도 크지만 공통적으로 많이 얘기하는 것이 바로 아이들이 먹고 남은 음식을 처리하는 것이다.

갓난아이 이유식도 조금 남으면 엄마가 싹싹 긁어 먹고, 애들 먹으라고 사놓은 빵도 유통기한이 다 되면 결국 직접 처리할 수밖에 없다. 가족들을 생각해 맛있게 만들어놓은 반찬들이 버려지는 게 아깝고 속상해 괜히 젓가락질을 한 번 더 한다. 아까운 것은 충분히 이해한다. 하지만 그러면서 누적되는 엄마의 살들을 아이들이 빼줄 것도 아니니 뭔가 수를 쓰긴 해야 한다.

이와 비슷하게 아이들의 비만 역시 집안 분위기에 많은 영향을 받는다. 가끔 대식가 DNA라고 표현할 정도로 가족 전체가 비만인 경우가 있는데, 이는 사실 진짜 DNA의 영향보다는 비슷한 식습관을 공유하기 때문이다.

가족 전체가 비만인 가정의 식습관을 살펴보면 전체적으로 식사량이 많거나 추가로 먹는 디저트에 관대하다. 그리면서 많이 먹어도 나중에 다 키로 가니 걱정하지 말라며 체중 증가도 크게 신경 쓰지 않는 편이다.

하지만 아이의 입장에서 보면 매우 당혹스럽다. 다른 집도 다 이렇게 먹는 줄 알았는데, 대학에 들어가서 보니 어려서부터 관리해온 친구들이 많은 것이다. 또 성인이 되어 살을 빼려고 하니 맛있는 것을 끊기가 너무 힘들다.

먹는 시간이 문제

보통 신혼부부들이 결혼 후 2년 정도 지나서 다이어트 클리닉을 방문하면 십중팔구 야식 아니면 맥주가 문제다. 결혼을 하고 사랑하는 사람과 같은 집에서 같이 음식을 먹는 신혼의 알콩달콩함은 충분히 이해한다. 그러나 이 역시 시간이 누적되면서 몸도 마음도 놔버리면 20kg 넘게 체중이 증가하는 것은 예사다.

야식도 습관이다. 밤늦게 음식 먹는 것이 안 좋다는 것은 누구나 다 알고 있다. 그래서 대부분의 사람들이 다이어트를 하기로 결심하면 "나 이제부터 저녁 안 먹을 거야"라며 굶기 시작한다.

하지만 저녁을 굶으면 허기가 져서 새벽 1시에 냉장고를 뒤지게 된다. '밥도 안 먹었는데 이 정도는 괜찮겠지' 하며 무심코 먹는 젤리의 당분이 결국 비만의 주요 원인이 된다. 저녁까지 굶었던 노력이 허사로 돌아간다. 그러면서 왜 살이 빠지지 않는지 속상해하며 결국 다이어트를 포기하게 되는 것이다.

이렇게 야간 시간대의 허기에 취약한 경우라면 차라리 저녁 7시 전에 건강한 단백질 위주로 식사를 간단하게 하자. 그러면 포만감이 지속되므로 야식의 확률을 줄일 수 있어 저녁을 거르는 것보다 오히려 다이어트에 도움이 된다.

교대근무 직장이나 밤낮이 바뀐 직장에서 근무하는 사람들은 살이 쪄본 경험이 한 번쯤은 있을 것이다. 교대근무 스트레스도 있지만, 밤 12시에 다 같이 모여 컵라면을 먹고 야간 업무를 시작하거나 혹은 새벽 3시에 야참을 먹고 오전 8시에 아침 식사 후 취침하는 것이 다반사다. 이런 경우 우리 몸의 자연스러운 생체리듬이 흐트러져 비만을 억제하는 호르몬이 교란될 가능성이 커진다.

결국은 과식의 문제

가장 흔하고 가장 잘 알고 있지만 무엇보다 부정하고 싶은 것이 과식하는 습관이다. 세상에 맛있는 음식이 너무 많은 것이 문제라고 했던가. 세상에 삐쩍 마른 사람들이 있다는 것이 오히려 신기할 정도다.

음식이 부족하지 않은 시대에 태어나 살찌는 것만 골라 먹는 것도 아닌데 맛있는 것에 맛있는 것을 더하다 보면 체중 관리가 어려워져서 그냥 숙명처럼 받아들이는 사람들이 늘고 있다.

하지만 문제는 체중에 끝이 없다는 것이다. 결혼 전에는 80kg대였다가 결혼 후 110kg를 돌파하고 그냥 풍채가 좋다고만 여기던 중년 남성은 3년 만에 피검사를 실시했다. 아니나 다를까 검사 결과에는 당뇨병, 고지혈증, 고혈압 증상이 적혀있었다. 나이 50대에 언제 쓰러져도 이상하지 않은 몸 상태였던 것이다.

마찬가지로 출산 전에는 50kg을 넘어본 역사가 없는데 아이 셋 키우다 보니 어느덧 만삭 때보다 10kg이나 더 늘어난 자신을 발견한다. 10년 넘게 안 해본 운동을 하자니 무엇부터 해야 할지 모르겠고, 아이 셋 키우면서 철저한 식단을 시행할 자신이 없어서 각종 보조제, 다이어트 한약 등을 기웃기웃하다가 병원을 찾는다.

몸무게는 관성이다. 늘어나는 것도 금방이지만 줄이는 것도 금방일 수 있다. 좋은 습관이 삶 속에 자리 잡고 앞자리가 몇 번 바뀌어보고 또 출산 전에 입던 옷을 다시 입게 되면 예전에 그 몸으로 어떻게 살았나 싶을 정도로 몸무게를 잘 유지하게 된다.

다이어트는 더하기가 아니라 빼기다. 보조제를 더 먹어서 빼야 하는 것이 아니라 무언가 여분으로 들어가던 것들을 덜고, 좋은 것들 위주로 좋은 시간에 먹는다면 다이어트에 반드시 성공할 것이다.

감정 문제 :
혼자 살수록 비만율이 높다

1인 가구가 늘고 있다. 통계청이 발표한 가구 추계에 따르면, 2015년에 27.2%를 차지하던 1인 가구가 2045년이면 36.3%까지 증가할 것으로 예상된다고 한다. 우선 보건학 관점에서 혼자 사는 사람들이 많아질수록 건강에 문제가 생길 가능성이 높아진다.

성균관대학교 소비자가족학과 연구팀은 2013~2015년 국민건강영양조사를 토대로 20세 이상 성인 남녀 5,215명의 가구 형태별 건강 행태를 분석했다. 그 결과 1인 가구는 모든 연령대에서 다인 가구에 비해 스트레스 비율이 1.31배 높았고, 우울 증상도 2.38배 높았다. 복부 비만 확률도 1.95배나 되었고, 고혈압, 관절염, 대사증후군 역시 1.7~2.95배 높았다.

혼자 사는 사람은 대체적으로 건강 관리에 소홀하고 식습관이나 생활습관의 문제로 인한 각종 질병에 더 쉽게 노출된다고 추측할 수 있다. 그런데 복부 비만의 확률이 2배 가까이 되는 것은 왜일까? 혼자 살면 누가 억지로 먹이는 것도 아닐텐데 왜 살은 더 찌고 배는 더 나오는 걸까?

외로우면 폭식한다

다이어트 진료 중에 흔히 접하는 식이 문제가 스트레스성 폭식, 일명 '스폭'이다. 이런 경우 대부분 자신의 의지력을 자책하는데 스트레스성 폭식은 개인의 의지나 노력의 문제가 아니라 원인이 명확히 밝혀진 매우 흔한 현상이다.

우리가 무엇을 먹을지 결정할 때는 필요한 영양분을 섭취하기 위한 '식욕' 외에도 쾌감을 느끼기 위한 '식탐'이 작용한다. 식탐에는 중독, 보상 등과 연관된 신경전달물질인 도파민이 관여하는 것으로 알려져 있다. 실제로 뇌의 기능적 자기공명영상(fMRI)을 보면 단 음식을 먹을 때 쾌락 중추가 활성화되는 것을 확인할 수 있다.

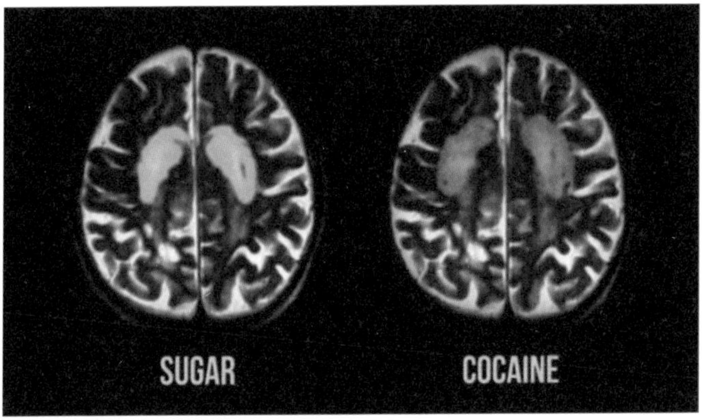

설탕 섭취와 마약을 할 때 동일한 부위의 쾌락 중추가 활성화된다.

이처럼 식이 행태는 감정과 강하게 결부되어 있다. 외로움, 슬픔, 화남, 불안함 등의 감정에 따라 식사량, 식사 빈도, 음식 종류가 좌우될 가능성이 높은 것이다. 감정 파악 또는 스트레스에 능숙하게 대처하기 어려운 사람들일수록, 그리고 이런 상황에서 적절히 개입할 사람이 없는 1인 가구일수록 식이 문제가 발생하기 쉽고 이것이 방치되면 비만으로 이어지는 것이다.

정신과에서는 폭식의 정도가 심한 경우 폭식장애로 진단하고 접근한다. 스트레스 상황에서 폭식을 하는 폭식증과 폭식 후 죄책감으로 제거 행위를 하는 거식증으로 나뉘는데 완치율이 높지 않은 꽤나 힘든 질병이다. 필요하다면 상담과 약물치료를 고려할 수도 있다.

또한 외국에서 시작된 '마음챙김 식사(Mindful Eating)' 방법이 있다. 자신의 감정을 파악하고 건강한 음식 위주로 음미하면서 먹자는 것이 핵심인데, 이것이 체중 유지에 도움이 될 수 있다.

혼밥의 문제

꼭 1인 가구가 아니더라도 밥을 혼자 먹는 '혼밥'은 다이어트 측면에서 바람직한 것은 아니다. 일반적으로 대화가 결핍된 혼밥의 경우 식사 속도도 빠르고 제어할 만한 장치가 없기 때문에 과식할 가능성이 높다.

진료실에서 환자들에게 "어떤 상황에서 폭식을 하느냐?"고 물어보면 십중팔구 퇴근 후 스트레스를 받은 상태에서 '혼자' 저녁 식사를 할 때라고 대답한다. 심지어 가족과 함께 사는데도 좋아하는 음식을 가지고 자기 방에 들어가 혼자 먹는다는 사람도 있었다.

하지만 대부분의 환자들이 진료실에서 상담을 하기 전까지 이것이 주원인이라는 것을 모른다. 이런 사람들에게 내리는 처방은 '절대 혼자 식사하지 말 것'이다. 이처럼 단순한 해결책만으로도 폭식의 빈도가 낮아질 수 있다.

손가락 하나만 까딱하면 고칼로리 음식이 배달되는 시대

배달음식이 보편화되고 있는 것 역시 체중 관리에 좋은 현상은 아니다. 불과 5년 전만 하더라도 전화로 치킨을 시켜 먹었는데, 전통적인 배달 문화가 급속도로 바뀌면서 스마트폰으로 팔도 맛집 음식이 다 배달되는 지경에 이르렀다. 요리를 안 하는 것을 떠나 외식과 가정식의 경계가 무너지고 있다. 이런 추세는 1인 가구의 증가와 함께 더 늘어날 것으로 보인다.

"배달이 잘되면 편하고 좋지"라고 반문할 수도 있지만 문제는 배달음식의 자극성이다. '오신채(五辛菜, 파, 마늘, 달래, 무릇, 부추와 같이 자극성이 있는 다섯 가지 채소)를 곁들인 건강한 현미나물밥'을 배달해 먹는 사람을 본 적 있는가?

진료실에서 듣는 배달음식은 거의 다 빨간 음식, 혹은 '쿨피스'가 필요한 음식들이다. 예전에는 매일 집밥 먹다가 가끔 맛있는 음식을 먹었다면 지금은 '삼시 세끼' 맛있는 것만 먹는 셈이다.

어떤 사람은 자취를 하는데, 퇴근길 지하철에서 하는 루틴이 집에 도착하는 시간에 맞춰 배달음식을 주문하는 일이라고 한다. 스트레스는 받지, 요리할 시간은 없지, 하루 중 가장 기다려지는 시간이 배달음식 오는 시간이다. 뭐 시켜먹을까 하는 행복한 고민으로 하루하루를 견뎌낸다고 한다. 물론 6개월 사이에 찐 8kg의 살은 덤이다.

그만큼 루틴이 무서운 것이다. 배달음식을 끊는 것과 같이 루틴으로 자리 잡힌 습관을 수정하는 것만으로도 다이어트에 큰 효과를 볼 수 있다.

새벽에도 언제든지 음식이 날아오는 포장과 배달이 일상이 된 대한민국에서 살이 찌지 않으려면 가급적이면 집밥을 먹으려는 노력을 해야 한다. 회사원이라면 아침을 든든히 먹고 점심을 샐러드나 유동식으로 하고 저녁 회식은 피하는 노력 정도는 하는 게 좋다.

수면 문제 :
잠을 못 자면 살이 찐다

생리적 스트레스로서의 수면

우리는 흔히 스트레스 하면 심리적인 스트레스만을 떠올린다. 하지만 우리 몸이 받는 스트레스는 크게 심리적 스트레스 외에도 외적, 내적 스트레스로 나눌 수 있다. 이를 통틀어 '생리적 스트레스'라고 한다.

외적 스트레스는 독소 노출, 기온, 외상, 과도한 운동 등 외부 환경과 관련 있고, 내적 스트레스는 감염, 통증, 혈당 상승, 미세영양소 결핍, 수면 부족 등의 신체 내부 상태에서 비롯된다.

| 생리적 스트레스 |

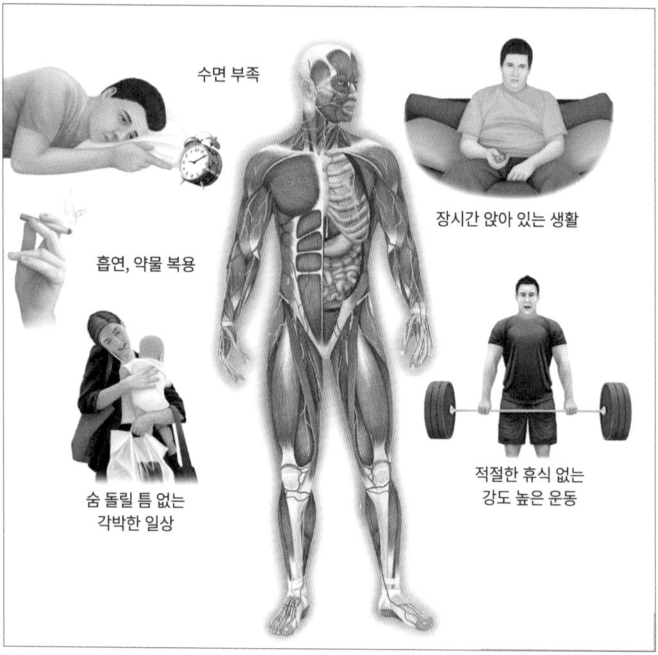

출처: acne.org

비만은 한두 가지 문제가 아닌 여러 가지 인자가 관여하는 다인성(multifactorial) 질환이다. 그런 의미에서 우리 몸은 칼로리를 측정하는 단순한 저울이 아니다. 정말 식사량이 많아서 생기는 비만도 있지만, 몸의 생리적 이상으로 발생하는 비만도 분명히 있다.

대표적인 원인이 바로 수면 부족이다. 잠이 모자란 다음

날 왠지 몸이 찌뿌드드하고 두통도 좀 있는 것 같으면서 평소에 안 먹던 초콜릿이나 젤리가 당길 때가 있지 않은가? 이는 표면적으로는 단순히 식욕이 증가한 것처럼 보이지만 실상은 수면 부족으로 인해 코르티솔(cortisol)이라는 호르몬이 과다 분비되어 당분을 갈구하는 것이다. 내가 먹고 싶어서 더 먹는 것이 아니라 몸의 호르몬 작용이기 때문에 의지력으로 컨트롤할 수 없는 부분이다.

잠이 모자라면 살이 찌는 이유

대부분의 역학 조사에서 6시간 미만의 짧은 수면 시간과 비만의 상관관계는 뚜렷하게 밝혀졌다. 2011년 시카고 대학교 내분비내과 연구팀이 60여 만 명을 대상으로 메타 분석(Beccuti and Pannain, 2011)을 한 결과, 수면 시간이 5시간 미만일 경우 비만이 될 확률이 55% 높았으며, 수면 시간과 비만도의 비례 관계도 확인되었다(1시간 더 잘 때 체질량지수가 0.35 감소).

그 이유는 바로 호르몬 때문이다. 수면이 부족하면 허기를 유발하는 호르몬인 그렐린(ghrelin)이 증가하고 포만감을

| 수면 부족과 비만의 관련성 |

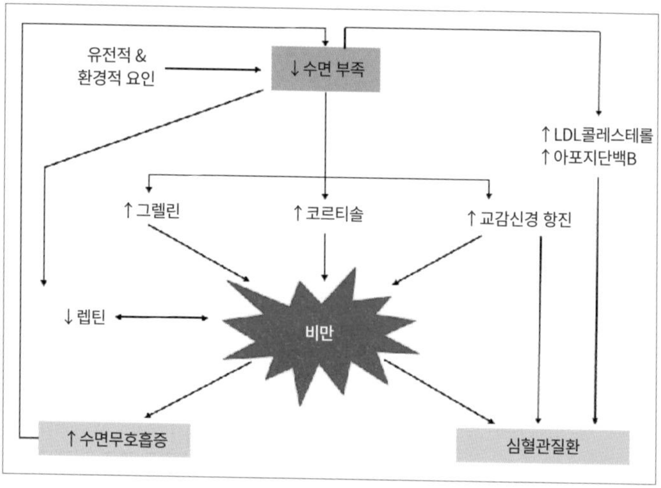

출처: Journal of Obesity & Metabolic Syndrome

유발하는 호르몬인 렙틴(leptin)이 감소한다. 이렇게 되면 낮 동안에도 식욕이 왕성하고, 밤이 되면 저절로 떨어져야 할 그렐린이 계속 높게 유지되어 야식이 당기는 현상이 나타난다. 정도가 심한 경우 자다가 배가 고파서 일어나 먹기도 한다.

또한 잠이 부족해서 스트레스 호르몬인 코르티솔 수치가 계속 높게 유지되면 근육을 구성하는 단백질이 분해되어 아미노산이 포도당으로 변환되기 때문에 근육량도 줄어든다.

게다가 코르티솔 자체가 당분을 갈구하게 만들어 단 음식의 섭취를 직접적으로 유도한다. 수면이 부족한 것 자체로 살이 찌는 것이 아니라 수면 부족으로 인해 스트레스 호르몬과 허기를 느끼는 기전이 활성화되어 체중 증가와 직결되는 것이다.

수면은 6시간 이상 충분히 자라

일부러 잠을 적게 자는 사람은 없겠지만 본인의 수면에 문제가 있다는 것을 정확히 파악하고 있는 경우도 드물다. 또한 그것이 본인의 다이어트를 방해하고 있다는 것을 아는 경우는 더더욱 드물다. 따라서 본격적인 다이어트에 돌입하기에 앞서 수면의 양과 질에 대해 점검해볼 필요가 있다.

직업적으로 잠이 모자라거나 수면 시간이 불규칙한 사람들도 많다. 대표적으로는 3교대를 하는 직업이나 야간 작업, 야간 영업을 하는 경우다. 그 외에도 불면증이 있는 사람, 혹은 육아로 깊은 잠을 못 자는 경우 살이 찌기 쉬운 체질이 된다.

특히 불면증으로 인해 체중이 증가된 사람은 불면증만 교정해주어도 다이어트에 도움이 되기 때문에 수면 10계명을 항상 인지하는 것이 좋다.

이와 같이 수면 환경 개선을 위해 노력하고도 역부족이

| 수면 10계명 |

1	기상 시간을 일정하게 유지하라.
2	운동을 규칙적으로 하라.
3	허기진 채로 잠들지 말라.
4	밤에 과도한 물 섭취는 금물이다.
5	야간에 담배, 커피는 피하라.
6	술은 렘수면을 방해하여 수면의 질을 떨어뜨린다.
7	억지로 자려고 노력하지 마라.
8	자다가 시계를 보지 마라.
9	침실의 소음, 불빛, 온도를 조절하라.
10	TV, 스마트폰의 불빛은 수면을 방해한다.

라면 주치의와의 상담을 통해 수면제 등을 처방받을 수도 있다. 습관성이 우려되어 수면제 사용을 두려워하거나 피하는 사람들이 있는데, 급성 불면증이 만성화되는 것을 막기 위해 오히려 수면제의 도움이 더 필요할 수 있다.

음식 문제:
죽음의 충동도 이기는 떡볶이

다이어트를 할 때 살찌는 음식으로 떠올리는 대표적인 것이 기름진 치킨과 삼겹살 등이다. 저탄수화물 식단이 널리 알려지면서 탄수화물에 대한 경각심도 점점 커지고는 있으나 탄수화물 중에서도 구체적으로 어떤 것이 문제인지 정확히 아는 경우는 드물다. 진료실의 사례를 바탕으로 간과하기 쉬운 대표적인 음식들에 대해 살펴보자.

바게트에 중독된 빵순이는 없다

흔히 서구화된 식습관 때문에 비만율이 높아졌다고 할 때 스테이크 같은 육류 아니면 피자나 감자튀김 같은 인스턴트 음식을 먼저 떠올린다. 하지만 그보다 더 문제가 되는 것은 콜라, 주스 등에 포함된 고과당 옥수수 시럽, 즉 액체설탕이다.

좀 더 자세히 말하면 사탕수수(설탕)와 고과당 옥수수 시럽을 주원료로 만드는 식품 산업의 수요자로 동양권이 포함되면서부터라고 보는 것이 정확하다. 조선시대 우리 민족은 대식가라고 할 정도로 높게 쌓은 고봉밥을 먹었지만 비만이 문제가 되지는 않았다. 하지만 1960년대 이후 콜라를 필두로 설탕이 전 세계적으로 보급되면서 비만과 대사증후군이 기하급수적으로 증가했다.

빵도 마찬가지다. 위와 같은 원리로 빵 자체보다는 추가적인 설탕, 즉 달달한 빵을 먹었을 때가 문제다. 바게트에 중독된 빵순이를 본 적이 있는가? 서양에서 주식으로 먹는 빵은 포만감을 주기 위해 부피가 크고, 우리나라의 밥처럼 자극적이지 않으면서 다른 음식과 같이 먹기 좋다. 하지만 우리나라에서는 식사용이 아니라 주로 디저트용 빵이 발달하다 보니 전통적인 단팥빵부터 다양한 디저트에 이르기까지 설탕이 과도하게 많이 들어간다.

따라서 한국식 빵과 서양식 빵을 구별해야 한다. 아침으로 먹는 단팥빵이 허기를 채워줄 수는 있지만 영양소 측면에서는 탄수화물 비율이 압도적으로 높기 때문에 문제가 된다는 것을 기억하자. 간혹 빵을 너무 사랑하여 캐러멜마키아토와 빵으로 하루 식사를 하는 사람들도 있는데 이것은 빵중독이 아니라 당 중독으로 구분하는 것이 맞다.

고지방, 고칼로리, 고탄수화물 떡볶이

진료실에서 식습관 문진을 할 때 호불호가 나뉘지 않는 거의 유일한 음식이 떡볶이다. 또 떡볶이를 좋아하는 사람들은 다른 좋아하는 음식들도 비슷해서 떡볶이는 개인의 취향을 상징적으로 드러내는 음식이라고 할 수 있다.

일단 떡볶이는 맵다. 맵다는 것은 통각(고통을 주는 감각)을 주기 때문에 보통 쾌감을 즐기기 위해 스트레스 상황에서 많이 찾는다. 매운맛을 내는 캡사이신 성분이 다이어트에 도움이 된다고 믿는 사람들이 있는데 하나만 맞고 둘은 틀린 이야기다. 캡사이신이 교감신경을 자극해 열 발산을 촉진하고, 신진대사를 높이는 것은 사실이다. 그러나 캡사이신으로 태우는 열량은 지극히 소량이다. 떡볶이에 들어가는 과도한 탄수화물의 양을 생각했을 때 이 정도의 캡사이신은 당연히 다이어트에 도움이 안 된다.

그리고 떡볶이는 달다. 다른 매운 음식과 마찬가지로 매운맛으로 단맛을 가려놓은 것일 뿐 기본적으로 단 음식이다. 떡볶이에 설탕이 얼마나 들어가는지 알고 싶다면 직접 떡볶이를 만들어 먹어보기를 권한다. 사실 떡 자체도 다이어트에 좋지 않다. 떡은 쌀가루나 밀가루를 밀도 높게 재가공한 것으로 같은 포만감에 훨씬 많은 칼로리를 섭취한다는 단점이 있다. 여담으로 떡볶이를 먹을 때마다 세트로 시키게 되는 '떡튀순(떡볶이+튀김+순대)'이 훌륭한 한 끼 식사가 될 수 있다는 사실은 다이어터 입장에서는 고칼로리, 고지방, 고탄수화물 삼박자가 갖추어져 있기 때문에 매우 슬픈 일이 아닐 수 없다.

술은 살 안 찌죠?

꾸준히 체중이 우상향하는 식습관 중에 가장 말리고 싶은 것이 있다면 바로 저녁과 함께 반주를 하는 것이다. 요즘 회식이 많이 없어지기도 했고 강요하는 분위기도 아니다 보니 밖에서 마시던 술을 집에 와서 마시는 사람들이 많다. 특히 퇴근 후 집에 돌아와 맥주 한 캔씩 하는 것을 낙으로 여기는 부부들이 많다. 남자들은 허리둘레가 늘어도 비만클리닉에는 절대 오지 않는다. 하지만 여자들은 신혼 초와 달라진 몸을 이끌고 식욕 억제가 필요하다며 비만클리닉을 많이 방문한다. 간혹 이럴 때 남편들이 끌려 오기도 한다.

예전에는 술은 공(空)칼로리라고 하여 들어가는 칼로리보다 알코올을 분해하는 칼로리가 더 크므로 안주만 안 먹으면 된다는 잘못된 속설이 있었다. 하지만 반은 맞고 반은 틀린 얘기다. 모든 영양소를 소화시키는 데 칼로리가 소모되는데, 알코올이라고 해서 특별히 더 많이 소모되는 것은 아니다. 게다가 문제는 알코올이 체지방 분해를 방해한다는 것이다.

여분의 알코올이 체내로 흡수되면 에너지원으로 먼저 사용되기 때문에 지방 연소를 방해한다. 알코올 분해 과정에서 탄수화물이 필요하기 때문에 다음 날 단것과 더 높은 열량의 음식을 섭취하게 된다. 한마디로 술을 마신 다음 날 섭취하는 음식들을 다 살로 보낸다고 생각하면 된다. 다이어트 중인데 꼭 술을 마셔야 한다면 어떤 게 나을까? 기본적으로 첨가물이 포함된 과일소주와 다른 단 음료와 섞어 먹는 칵테일은 피하는 것이 좋다. 낮은 도수의 술보다는 독주가 나은데 빨리 취해서 적은 양을 마실 수 있다는 점에서는 유리하다.

그럼
뭐 먹고 사나?

분식도 안 되고, 탄산음료, 주스도 안 되고, 커피는 아메리카노만 마셔야 한다. 술과 과자는 다이어트 식단에서는 거의 담배급이다. 권장하는 음식은 현미밥, 육류, 두부, 생선, 해산물, 해조류, 버섯류, 샐러드, 양배추, 무, 당근, 오이, 브로콜리, 플레인 요거트, 견과류, 베리류 과일, 바나나, 고구마, 두유, 우유, 단백질 셰이크, 녹차, 커피, 그리고 물이다.

이런 음식으로 다음과 같은 식단을 구성해볼 수 있다.

아 침	단백질 셰이크, 채소주스, 토마토주스, 바나나 1개 or 고구마 1개
점심, 저녁	현미 반 공기, 메인 반찬(살코기, 두부, 생선), 나물류
간 식	두유, 견과류, 달지 않은 과일(베리류), 플레인 요거트

이렇게 평생 먹으라고 하면 다들 다이어트를 당장 그만둘 것이다. 그러나 걱정할 필요 없다. 먼저 한 달만 이렇게 해보자. 몸에 긍정적 변화가 일어나면 더 좋은 식단을 찾게 되고 그렇게 되면 더 긍정적 변화가 일어나는 선순환을 경험하게 될 것이다.

가공식품 문제 :
짜장라면과 영양 불균형

잘 '챙겨' 먹고 있습니까?

식욕 억제도 좋고 운동도 좋지만 다이어트를 고려할 때 가장 처음 생각해봐야 할 것은 끼니의 문제다. 밥을 챙겨 먹는다는 것은 당연한 말인 것 같지만 신경 써서 하루 세끼를 챙긴다는 게 생각만큼 쉬운 일은 아니다. 대부분 그러지 못해서 영양 문제가 발생한다. 대표적으로 혼자 사는 학생이나 직장인은 건강하지 못한 식생활을 하고 있는 경우가 많고 끼니를 챙기는 것 자체가 하나의 일이다 (역시 엄마가 차려주는 밥이 최고다).

혼자 살면 끼니를 간단하게 해결하고 싶어진다. 차라리 회사를 다녀서 어쩔 수 없이 점심을 먹어야 하는 경우, 하다못해 저녁에 회식이라도 있는 경우는 그나마 낫다. 불규칙한 생활을 하는 자취생은 정말 답이 없다.

가끔 젊은 여자들을 보면 달달한 커피 등의 액체로 연명하다가 배가 좀 고플 때마다 고체인 과자 혹은 빵으로 끼니를 해결한다. 하지만 이 정도는 허기를 달랜 것이지 끼니를 해결한 것이 아니다. 끼니를 해결한다는 것은 매일 그런 식으로 먹어도 건강에 문제가 없다고 말할 수 있을 정도가 되어야 한다. 그런 측면에서 시장이 커지고 있는 간편식도 문제다.

짜장라면이 한 끼가 될 수 있다는 것

요리를 해서 나눠 먹는 행위가 구시대의 유물처럼 되어가고, 요리를 하는 프로그램을 보면서 대리만족을 느끼는 시대가 되어버렸다. 요리사들이 나와서 진짜 요리를 하는 프로그램은 차라리 낫다. 〈나 혼자 산다〉라는 프로그램은 볼 때마다 짜장라면을 맛있게 끓여대니 확실히 간편식을 부추기는 경향이 있다.

짜장라면은 요리를 하지 않아도 되고 탄수화물은 많아서

포만감이 어느 정도 있는 데다 자극적인 맛까지 담보되니 한국인의 소울푸드라고 해도 될 정도로 보편화되어 있다. 문제는 가끔 먹어야 하는데 이것이 생활화된 사람들이 많다는 것이다. 예를 들어 칼로리를 줄이겠다고 아침 점심 다 굶고 저녁에 짜장라면을 2개 정도 끓여 먹는다. 영양소의 관점으로 따지면 그날은 단백질, 섬유질, 비타민 부족 등으로 영양 실조 상황이라고 봐도 무방하다.

다른 간편식은 어떤가? 큰 종이컵에 밥이랑 약간의 양념과 함께 플라스틱 숟가락 하나 넣어놓고 파는 버터장조림밥을 먹었을 때 허기를 떠나 무언가 문제가 있다고 생각해야 옳다.

가공식품의 문제

햄버거와 피자는 서구화된 음식 혹은 콜레스테롤을 높이는 음식으로 안 좋다는 얘기는 많이 들었으나 편의점 음식에 대해 걱정하는 사람은 아직 많지 않은 것 같다. 편의점 음식이 나쁜 이유는 칼로리와 콜레스테롤의 문제가 아니라 대부분 가공식품이라는 점이다.

가공식품의 범위가 넓어 쉽게 감이 안 잡힐 수도 있다. 공장에서 나오는 모든 음식, 용기에 든 음료수, 설탕이 들어간 디저트, 냉장고가 아닌 부엌 선반에 있는 음식, 냉동고에 있는 치킨너겟, 소시지 등 주로 현대인들의 주식이라고 생각하면 된다.

반대로 가공되지 않거나 최소 가공된 식품은 과일, 채소, 곡류, 달걀, 고기, 생선 등을 말한다. 편의점에서는 잘 팔지 않고 주로 시장이나 마트에 가야 살 수 있는 음식들이다.

문제는 가공식품은 암 발생률을 높이는 등 실제로 건강에 악영향을 끼친다는 점이다. 2018년 1월에 저명한 〈영국의학저널〉에 실린 한 논문(Fiolet, Thibault, et al., 2018)에 따르면, 현대인의 식단에서 위와 같은 가공식품이 하루 전체 에너지 섭취량의 25~50%가량 차지하고 있으며, 가공식품 섭취 시 전체 암 발생률이 12% 증가하는 것으로 나타났다. 반대로 최소 가공된 식품을 많이 섭취할 때는 전체 암 발생률이 9%가량 낮아진다는 결과가 있다.

비만도 마찬가지다. 2015년 발표된 3만 명의 브라질인을 대상으로 한 식습관 연구에서 가공식품 상위 섭취군은 하위 섭취군 대비 비만 확률이 1.98배 높았다(da Costa Louzada, Maria Laura, et al., 2015).

저개발 국가일수록 비만율이 높다는 것은 이미 널리 알려진 사실이다. 정크푸드라고 해서 칼로리는 높지만 영양소가 결핍된 음식을 더 싼값에 구할 수 있기 때문이다. 우리나라도 비슷하지 않은가? 부유한 사람들일수록 오히려 샐러드와 신선식품에 대한 관심이 높다. 오늘부터 조금 귀찮지만 마트에 가서 신선식품을 구입해 직접 요리를 해보는 건 어떨까?

2장

유행하는 다이어트에 흔들리지 마라

저칼로리 다이어트 : 저칼로리면 무조건 오케이?

칼로리는 열량의 단위이며 기호로 cal을 사용한다. 1cal은 1기압 하에서 순수한 물 1g의 온도를 1℃만큼 올리는데 필요한 열량으로 정의된다. 하지만 이런 물리 공식보다 칼로리란 단어는 수많은 다이어터들에게 배격해야 할 대상이고 그들의 일상에 깊게 침투되어 있는 개념이다.

인터넷 검색창에 저칼로리를 치기만 하면 저칼로리 음식, 지칼로리 도시락, 저칼로리 과자, 저칼로리 안주 등이 주르륵 등장한다. 다이어트는 진짜 칼로리만 줄이면 되는 것일까?

저칼로리는 열량 소비도 줄어든다

기본적으로 다이어트는 적게 먹고 많이 움직여야 하는 것이 불변의 진리다. 하지만 이를 과하게 받아들여 거의 식음을 전폐하다시피 하고 운동을 하루에 서너 시간씩 하며 칼로리의 균형만 마이너스(−) 기호로 맞추기에 급급한 사람들이 있다. 그리고 병원 이외의 다이어트 업체나 운동시설에서 강조할 수 있는 것이 칼로리밖에 없는 것도 사실이다.

하지만 다이어트 이론은 최근 10~20년간 비약적으로 발전하고 수정되어왔다. 실험실에서 음식을 태워 측정한 이론적인 열량(칼로리)보다 실제로 몸에서 음식이 대사될 때 작용하는 호르몬과 신경전달물질 등의 중요성이 부각되고 있기 때문이다.

또 무엇을 먹을까 하는 문제 역시 단순히 나의 이성과 식욕으로만 결정되는 것이 아니기 때문에 교조적으로 덜 먹고 칼로리를 줄이라고만 하는 것은 옳지 않다. 대신 체중에 관여하는 호르몬에 대한 이해를 높이고 스트레스성 폭식 등 이성으로 조절하기 힘든 상황에 관여하는 것이 필요하다.

열량만 줄이면 무조건 살이 빠진다는 잘못된 다이어트 이론은 열량 섭취와 열량 소비가 분리된 별개의 과정이라는 잘못된 전제에 기인한다. 사실 열량 섭취와 열량 소비는 서로 밀접하게 관련되어 있는 의존적인 요소다. 따라서 열량 섭취를 줄여서 체중이 줄어들면 우리 몸은 줄어든 체중을 되돌리기 위해 열량 소비 역시 줄인다. 식사량을 30% 줄이면 소비하는 열량도 그만큼 감소한다는 것이다. 초반에 초저칼로리 다이어트를 하면 어느 정도 체중이 빠질 수는 있으나 시간이 지날수록 감량 정도가 더뎌지고 결국 정체기에 다다르는 이유이기도 하다.

단식 다이어트

전체 칼로리를 줄이기 위해 맛있는 것은 먹되 차라리 끼니 수를 줄이는 방법을 택하는 사람도 있다. 일정 시간 이상 금식을 시행하는 간헐적 단식을 한꺼번에 많이 먹는 간헐적 폭식과 헷갈리는 경우도 흔하다.

진료실에서 자주 듣는 하소연 중의 하나가 많이 안 먹는데 살이 안 빠진다고 하는 것이다. 보통 이런 경우 대부분은 끼니만을 기준으로 생각하기 때문이다. 아침에 과일 몇 조각, 점심에는 제대로 된 식사 대신 빵을 먹고 단 커피를 오후 내내 홀짝홀짝하다가 배가 더부룩해 저녁을 건너뛴다. 그러다 취침 시간이 늦으면 출출함을 달래려고 달고 매운 야식을 먹으니 하루 전체로 봤을 때 끼니는 한 끼 정도만 먹는다고 주장할 수 있다. 하지만 몸의 입장에서는 하루 종일 단당류 위주의 탄수화물이 들어오기 때문에 단식과는 거리가 멀고 오히려 저장 호르몬인 인슐린이 하루 종일 분비되어 체지방이 더 축적되기 쉬운 상황이다.

칼로리를 줄이겠다고 잘 참다가 세끼 먹을 양의 칼로리를 한꺼번에 먹는 간헐적 폭식도 문제다. 간헐적 폭식이 문제인 이유는 몸의 항상성 유지 기능 때문이다. 음식이 한동안 들어오지 않으면 우리 몸은 비상 상황에 돌입하여 에너지 사용을 줄이는데 이때 음식물이 한꺼번에 갑자기 들어오면 초과된 열량이 체지방으로 전환된다.

식욕은 마치 물에서 숨을 참는 것과 비슷하다. 결국 물 위에 올라와 몰아쉴 수밖에 없는 것처럼 식욕 역시 참아서 해결될 문제가 아니라 오히려 더 많은 양의 식사를 하게 되는 빌미를 제공한다. 따라서 간헐적 폭식이 문제인 사람들은 공복 시간을 길게 가져갈 게 아니라 오히려 단백질 위주의 건강한 식단을 세끼로 나눠 먹는 것이 더 유리하다.

다이어트는 칼로리 문제만이 아니다

인체는 음식 섭취 열량과 소비 열량의 균형을 재는 단순한 저울이 아니다. 체중을 조절하는 원리는 오히려 실내 온도 조절 장치에 가깝다. 기억하고 있는 체중값(세트포인트)에 맞춰 대사율을 조정하고 식욕 역시 조절하는데, 그 역할을 수행하는 것은 내분비기관의 호르몬이다. 대표적으로 식욕 억제 호르몬으로 알려진 렙틴, 배고픔 신호를 보내는 그렐린, 저장 호르몬인 인슐린 등이 있다.

체중의 세트포인트 개념을 실내 온도 조절 장치에 비유해 보자. 현재 30도인 실내 온도를 23도로 낮추기 위해 바깥의 시원한 바람이 들어오도록 창문을 열어놓았다. 하지만 온도 조절기가 40도로 세팅되어 있다면 오히려 보일러가 돌아가기 때문에 아무리 창문을 열어놓아도 온도가 내려가지 않는다. 이 보일러와 맞서 싸우기보다는 온도 조절 장치의 설정값을 23도로 맞추는 것이 더 영리한 해결책이다.

마찬가지로 우리의 몸 역시 오래 유지한 몸무게를 세트포인트라고 볼 수 있다. 세트포인트를 조정하지 않고 인위적으로 빨리 몸무게에 변화를 주면 금세 원상 복귀되는 경우가 많다. 강한 식욕억제제로 단기간에 몸무게를 감량한 후 찾아오는 요요 현상이 대표적이다. 식욕억제제를 끊자마자 본인의 의지와는 상관없이 걸신들린 듯이 먹었다고 표현하는 경우도 있다. 이것이 바로 강제로 끌어내린 체중을 세트포인트에 맞춰 다시 올리려는 몸의 보상 작용이다.

이처럼 단순히 표면적으로 보이는 체중보다는 대사율을 조정하고 식욕을 조절하는 호르몬의 작용이 중요하므로 비만은 단순 칼로리의 문제로 봐서는 안 된다.

원푸드 다이어트 : 레몬 디톡스? 황제 다이어트?

가장 피해야 할 원푸드 다이어트

원푸드 다이어트란 일정 기간 동안 한 가지 식품만 계속 섭취하는 식이요법이다. 그 종류도 매우 다양한데 대표적으로 허브, 분유, 요구르트 등의 음료 다이어트, 포도, 바나나, 사과 등 각종 과일 다이어트 그리고 특정 곡류나 삶은 달걀 다이어트가 있다.

섭취하는 한 가지 음식의 양에 제한을 두지는 않기 때문에 포만감을 느낄 수도 있고, 같은 식품만 먹는 지루함 때문이라도 식욕이 감소하면서 단기간에 체중감량을 보이기도 한다.

또한 저렴한 식품을 선택하는 경우 비용과 시간을 절약할 수도 있다.

하지만 장기적으로는 비타민, 미네랄, 양질의 단백질, 필수지방산 등의 영양소가 결핍되어 전체적으로 영양 불균형 상태가 된다. 또한 장기간 열량을 과도하게 제한하는 경우 무월경과 불면증까지 나타날 수 있으며 그밖에 피로, 부종, 탈모, 탈수 등의 부작용이 생길 수 있다. 그 밖에 부종, 저혈압, 빈혈증, 피로, 골다공증, 피부 색소의 변화 등도 생길 수 있다.

가장 큰 문제는 근육량의 지속적인 감소를 가져와 기초대사량이 낮아지는 것이다. 이렇게 되면 원푸드 다이어트를 끝낸 후에 요요 현상도 쉽게 나타난다. 다이어트가 끝난 후에 오히려 체중이 더 잘 증가하는 체질로 바뀔 수가 있어 안 하느니만 못하다.

이것은 다이어트를 건강의 측면으로 보지 않고 단순히 칼로리의 덧셈 뺄셈으로만 보기 때문에 나타나는 현상이다. 잠깐 성공할 수는 있어도 하나의 이벤트로 그칠 가능성이 높아 궁극적인 해결책이 될 수 없다. 더구나 오히려 바람직하지 못한 식습관을 형성하게 되므로 장기적으로 봤을 때 원푸드 다이어트는 가장 피해야 할 방법이다.

레몬주스?
해독 주스?

레몬 디톡스 다이어트는 레몬즙과 시럽을 물에 타서 마시는 것으로 일주일간 레몬 주스만 먹는 방법, 또는 하루 한 끼를 레몬 주스로 때우는 방법 등이 있다. 비타민C가 풍부한 레몬만 섭취하여 몸속에 쌓인 독소를 제거하고 노폐물을 배출한다는 원리다. 하지만 다른 음식을 먹지 않고 레몬 주스만 마시면 하루 500kcal 미만의 초저열량식을 하게 되어 체중은 빠질 수 있으나 대체로 수분만 빠져나간다. 원푸드 다이어트의 일종이기 때문에 장기간 지속했을 때 심각한 영양불량이 생길 수 있으며 청소년기나 기저질환이 있는 사람에게는 매우 위험할 수 있다.

비슷한 원리로 몇 개의 과일과 몇 개의 채소를 갈아 먹는 주스 다이어트는 방송에 주로 소개되어 몇 년을 주기로 이름을 바꾸어 자주 등장한다. 그때마다 마트에서 해당 과일과 채소가 품절이 될 정도로 인기가 많다. 집에 있는 믹서로 간단히 시도하기가 용이하고 아침을 좀 가볍게 먹어보려는 주부들에게 환영받는다.

하지만 갈아 먹는 것은 다이어트 측면에서 결코 좋은 방법이 될 수 없다. 일반적으로 갈아 먹는 것은 그냥 먹는 것보다 소화와 흡수가 빨라 단시간에 혈당을 올릴 가능성이 높다. 특히 과일은 갈아 먹는 것과 그냥 먹는 것의 혈당 상승 차이가 크다. 그리고 부피감이 적어 정확한 섭취량을 파악하기 어렵고 칼로리 계산 역시 어려워 장기적으로 다이어트에 별 도움이 되지 않는다.

고단백 다이어트

저탄고지(Low carb, High fat)의 유행에 밀리긴 했지만 한때 황제 다이어트 열풍이 불기도 했다. 일명 '삼겹살 다이어트'로 알려졌는데 탄수화물을 철저히 제한한다는 측면에서 저탄고지와 통하는 부분이 있다.

황제 다이어트의 원리는 저탄고단(Low carb, High protein)에 가깝다. 끼니마다 먹고 싶은 만큼 육류와 생선을 먹고 채소도 풍부하게 섭취하지만 곡물은 철저히 제한하는 것이다. 즉, 탄수화물을 줄이고 인슐린 분비를 최소화하여 지방의 축적을 막고 단백질로 포만감을 주는 방식이다.

하지만 오랫동안 탄수화물 제한을 하는 것이 쉽지 않다. 나중에는 그냥 일반식에 고기 위주의 반찬이 되어버릴 가능성이 높다. 결국 고기를 많이 먹은 것이므로 식욕이 왕성한 사람은 오히려 살이 쉽게 찌기도 한다.

과도한 육식도 단점이다. 질소 생성물과 그에 따른 발암 가능성이 문제다. 실제로 2015년 WHO(세계보건기구)는 소고기, 돼지고기, 양고기 등의 붉은 육류(red meat)를 발암물질로 지정한 바 있다. 높은 열로 고기를 요리하면서 발암물질이 유발되기도 하고 가공육에 사용되는 질소화합물도 주요 발암 요인이다. 또한 붉은 육류의 마이오글로빈에 포함된 철 성분이 DNA에 손상을 줄 수 있는 활성산소(프리래디컬)의 생성을 촉진할 수도 있다.

극단적 식단의 등장 배경

탄수화물이 안 좋다고 하니 단백질만 먹어보자, 혹은 지방만 먹어보자, 아니면 신경 쓰기 귀찮으니 한 가지 음식만 먹어보자 등 세상에 이렇게 다양한 다이어트 식단이 개발되고 있다.

다이어트 열풍이 불고 또 유행이 지나고 하는 것은 결국 세상에 맛있는 것이 너무 많기 때문이 아닐까 생각한다. 음식이 풍부한 시대에 살다 보니 매번 맛있는 것을 양껏 먹는다면 살이 찔 수밖에 없다. 거기에 마른 몸을 가지고자 하는 욕망도 존재하다 보니 그것이 만나는 접점이 바로 이리저리 시도되는 다이어트 식단일 것이다.

하지만 극단적인 다이어트는 단기적으로는 시행할 수 있을지 모르지만 계속 유지하지 못한다. 결국은 살이 다시 찌기 때문에 이러한 단기 다이어트 방법보다는 지속 가능한 방향으로 식단을 변경하는 것이 좋다.

운동 다이어트 :
점프를 열심히 하면 무릎만 아플 뿐

아직까지 다이어트는 운동 절반, 식사 절반이라고 생각하는 사람들이 많다. 그래서 다이어트하면 헬스장이 먼저 떠오르고 힘든 PT가 생각난다. 또 누가 다이어트 병원에 간다고 하면 '열심히 운동할 생각 안 하고 편하게 다이어트하려고 저런다'라고 생각하는 사람도 있다. 하지만 나는 진료실에서 운동방법을 묻는 분들에게 당분간은 운동을 하지 말라고 말한다. 체중감량에 있어 가장 중요한 것은 식사량 조절이며 운동 잘못했다가 괜히 식욕이 올라서 체중감량에는 도움이 안 되는 경우가 많기 때문이다.

고강도 운동 다이어트의 함정

'1시간에 1,000kcal를 태운다?' 혹은 '4분 운동으로 1시간의 운동 효과를 본다?'

이런 자극적인 멘트로 홍보하는 운동 다이어트 업체들이 있다. 주로 고강도 인터벌 트레이닝이나 트램펄린에서 점프를 하는 운동시설들이다. 고강도 인터벌 트레이닝은 너무 힘드니 대중적인 운동으로 소개하기는 어렵다. 하지만 점프를 하는 다이어트 같은 경우 하나둘씩 지점이 생기면서 퍼져나가는 추세다.

트레이너나 운동업계 종사자들은 다이어트를 그저 운동으로 인한 칼로리 소모로 강조한다. '많은 칼로리를 태우면 많이 먹어도 되지 않겠나'라고 생각하는 것은 100% 오산이다. 강조하지만 다이어트의 90%는 식이 조절이고, 고강도 운동의 목표는 주로 체중감량보다는 심폐 능력의 향상이다.

물론 이론적으로 칼로리 소모가 가능하기는 하다. 일반적으로 칼로리 소모는 운동 강도와 몸의 크기에 따라 결정되기 때문에 일률적으로 계산할 수 없지만 이론적으로 최대 심박수의 70% 이상에서 1시간에 체중 1kg당 8kcal를 태우는 것으로 알려져 있다.

이들의 주장은 그저 최대로 태울 수 있는 분당 열량 소모량을 시간 단위로 곱하여 환산한 것이다. 마치 100미터 전력 질주를 1시간 동안 하면 1,000kcal를 태울 수 있다는 것과 같은 말이다. 하지만 최대 심박수 70% 이상의 고강도 운동을 단 몇 분이라도 지속할 수 있는 사람이 과연 얼마나 있을까? 이런 운동을 지속해서 하기 힘들다는 것은 누구나 다 안다.

보상적 식이가 더 큰 문제

고강도 운동의 또 하나 맹점은 운동 후 오히려 식욕이 올라간다는 점이다. 특히 유산소운동이 아닌 근력 운동의 경우 더 심하다. 실제로 한 연구에서 운동 후에 보상으로 음식을 먹을 때 주로 고지방식이나 단 음식을 찾게 된다는 연구 결과가 있다(Finlayson, Graham, et al., 2009). 그렇게 되면 운동으로 태운 칼로리보다 훨씬 많은 칼로리를 섭취할 뿐만 아니라 음식의 질 측면에서도 인슐린 분비를 촉진해 체지방 분해를 방해한다.

특히 인슐린 저항성을 보이는 고도비만 환자는 운동 후 허기가 지는 정도가 정상 체중인보다 훨씬 심하다. 따라서 오히려 식욕 증가로 스트레스를 받느니 운동 강도나 빈도를 줄이는 것이 다이어트 측면에서는 더 유리하다.

보상적 식이도 문제다. 실제로 100kcal도 태우지 않았는데 운동을 했으니까 맛있는 것을 먹어도 되겠지 하는 보상 심리가 발동해서 식사량이 늘어나거나 좋아하는 간식을 찾는다면 체중감량은 있을 수 없다.

운동을 원래 하지 않던 사람은 다이어트를 위하여 갑자기 PT(퍼스널 트레이닝)를 등록할 것이 아니라 산책을 시작하거나 대중교통을 이용해 하루에 5,000보라도 더 걸으려고 노력하는 것이 낫다.

관절도 생각해야 한다

트램펄린 점프는 비만도가 높은 사람에게 더 악영향을 주는 운동이다. 실제로 다이어트 클리닉을 찾는 환자 중에도 점프 운동을 한 지 일주일도 못 되어 바로 무릎 통증이 와서 고생하는 사람들이 있다. 점프 후 착지하는 동작은 체중의 3~4배 무게가 관절로 전달된다. 트램펄린이 충격을 흡수한다고 하지만 1시간 동안 뛰면 무릎 관절이 성할 수가 없다.

마찬가지로 비만 환자들에서 가장 금기시되는 운동은 줄넘기다. 허벅지 근육이 부족한 상태에서 혹은 퇴행성 관절염

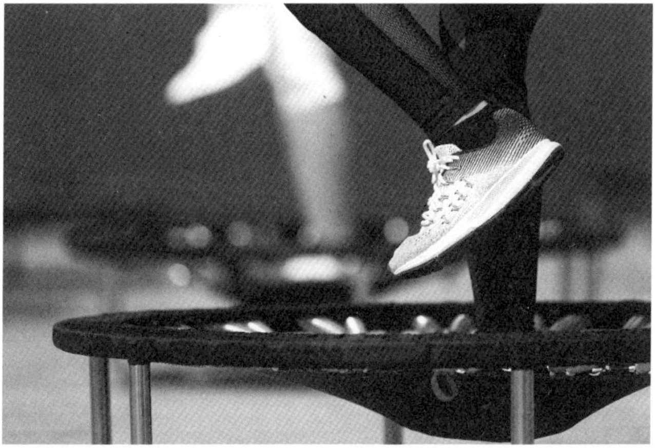

트램펄린 점프는 무릎 관절에 무리를 줄 수 있다.

초기 단계에서 갑자기 줄넘기를 시작하면 모든 충격이 무릎으로 고스란히 전해지기 때문에 무조건 무릎 통증이 발생할 수밖에 없다.

따라서 체중감량을 위한 운동을 시작할 때는 관절에 무리가 덜 가는 수영, 아쿠아로빅, 실내자전거 등을 먼저 권한다. 그 후 어느 정도 체중이 감량되고 무릎 주변 근육도 단련되었을 때 줄넘기든 트램펄린이든 시행하는 것이 좋다. 또한 오르막과 내리막이 반복되는 등산 역시 다이어트 목적으로 권할 만한 운동이 아니다. 특히 하산할 때는 젊은 사람들도 반드시 등산 스틱을 짚는 것이 좋다.

일상생활에서 할 수 있는 무릎 강화 운동은 계단 오르기다. 집이 아파트 10층이라면 처음에는 쉬어가면서 세 번에 걸쳐 나누어 올라가고 나중에는 한 번에 올라가는 것을 목표로 점차 강도를 높여나간다. 반대로 계단을 내려오는 것은 체중 부하 때문에 추천하지 않는다.

업체 다이어트 : 거기를 가면 빠지긴 빠지는데

연예인들의 체중감량 사례를 앞세워 대대적으로 광고하는 다이어트 업체들이 있다. 자주 보는 연예인이 저렇게까지 다이어트에 성공했다면 무언가 비결이 있을 거라고 생각하기 쉽다.

병원에도 여러 다이어트 업체들을 경험해 본 사람들이 많이 찾아온다. 신기하게도 다이어트 업체에 대해 어땠는지 이야기를 하면 공통적으로 '거기를 가면 빠지긴 빠지는데……' 라고 말끝을 흐린다. 하지만 돌고 돌아 결국 병원을 찾아왔으니 그 뒤에 생략된 말이 무엇인지 살펴볼 필요가 있다.

다이어트 업체에서 해주는 것

다이어트 업체에서 해주는 것은 크게 체질 상담, 식습관 상담, 기계 치료, 식단 제공, 요요 방지 프로그램 등이다. 체질 상담은 특별한 것은 아니고 한방에서 사용하는 사상체질을 토대로 태양인, 소음인 등을 구별하는 것이다. 그것을 토대로 상체 비만이다, 혹은 하체 비만이다 등으로 구별하여 치료한다. 그러나 그 정도는 눈대중으로도 말할 수 있고 전체적으로 비만인 상태에서 부분 치료는 크게 의미가 없다.

또한 고주파와 초음파 등의 장비를 사용해서 운동 효과를 낸다고 강조한다. 하지만 해당 장비들은 가정용으로 개발된 것으로 의료기기가 아니다. 의료기기로 허가를 받으려면 복부 둘레 감소 등의 효과가 확실하여 식약처의 허가를 받아야 하고 의사의 지도하에 사용해야 하기 때문이다.

위의 기계들은 병원에서 사용하는 초음파 기계, 냉동지방분해, 고주파 치료기 등과 효과 면에서 비교할 바가 못 된다. 또 기계 치료로 전신의 살을 빼준다는 것 자체가 어불성설이다. 가정용으로 허가된 초음파, 고주파 기기를 홈페이지에서 수백만 원에 직접 판매하고 있다는 사실도 그저 놀라울 따름이다.

식단도 직접 제공한다고 하지만 사실상 회사에서 나온 주먹밥과 쌈채소 등을 제공하는 수준이다. 이것은 사실상 굶기는 것이나 마찬가지이므로 '빠지긴 빠지는데'라는 말이 성립되기는 한다.

가격 효율성

문제는 가격 효율성이다. 석 달 기준 1,000만 원대를 훌쩍 넘기는 가격은 주로 광고비, 환자에게 돌아가는 후기 인센티브, 그리고 인건비로 구성된다.

먼저 광고비를 보자. 기존에 뚱뚱했던 남자 연예인들이 한동안 안 보였다가 마치 기다렸다는 듯이 업체를 통해 살을 뺐다고 하며 나타나는 것이라면 신빙성이 있는지 의문이다. 연예인이라는 직업 자체가 이미지와 대중에 노출되는 것으로 먹고사는 사람들인데, 돈을 받고도 살을 못 빼는 게 가능한지 오히려 반문해볼 일이다.

일반인의 후기도 엄청나다. 다이어트가 입소문을 많이 타는 영역이다 보니 카페 댓글만 보고도 혹하기 쉽다. 하지만 업체들은 거의 다단계 수준으로 후기 작성을 유도한다. 그리고 글 맨 밑에 조그맣게 업체 내에서 사용하는 포인트를 제공했다고 적혀 있어 센터의 회원을 대상으로 한 입소문 마케팅이 활발하다는 것을 알 수 있다.

마지막으로는 인건비가 있다. 심리상담사, 영양사, 운동치료사 등 여러 분야의 인력이 투입되다 보니 프로그램이 거의 인건비 개념이다. 그래서 최근에는 AI가 상담해주는 것으로 가격이 저렴한 프로그램도 출시 예정이라고 한다.

그래도 장점은 관리의 개념

다이어트 업체들이 관리의 개념을 강조한다는 것은 그나마 좋은 현상이다. 다이어트는 결코 PT 트레이너나 식욕억제제가 해주는 것이 아니기 때문이다. 결국 업체의 방식대로 절식과 꾸준한 관리 외에 다이어트의 왕도가 있는 것은 아니다.

의지력이 약하기 때문에 누군가의 힘을 빌리는 것 아니겠냐고 얘기할 수도 있다. 하지만 그렇게 지불하기에는 업체의 다이어트 비용은 과하게 비싼 편이고 자주 방문을 유도하는 것도 단점이다. 주 3회 정도 방문을 권장하는데 매주 세 번이면 사실 왔다 갔다 하면서도 체중이 빠질 수 있을 것 같다.

업체의 말대로 요요는 정말 오지 않을까? 의학적인 체질을 근본적으로 개선해줄 수 없으니 요요가 절대 오지 않는다고 하면 거짓말이다. 요요 방지 명목으로 업체 방문을 계속 유도할 수밖에 없고, 방문하지 않으면 그래서 요요가 오는 것이라고 설명할 가능성이 높다.

3장

습관을 분석하면 살이 빠진다

다이어트의 핵심은 개입, 그리고 꾸준함이다

다이어트, 혼자 하지 말자

우리나라보다 비만율이 훨씬 더 높고 그만큼 다이어트에 대한 관심도 지대한 미국에는 다이어트 식단 업체들이 즐비하다. 대표적으로 앳킨스 다이어트(Atkins Diet), 존 다이어트(Zone Diet), 사우스 비치 다이어트(South Beach Diet) 등이 있다. 업체들은 저마다 '우리 식단은 탄수화물, 단백질, 지방의 비율이 이렇게 구성되어 있으니 이렇게만 먹으면 살이 빠질 거예요'라고 주장한다.

2014년 〈미국의학협회저널〉에 위 식단 중 어떤 것이 가장 좋은지에 대한 논문이 발표된 적이 있다(Johnston, Bradley C., et al., 2014). 결론부터 말하면 식단 차이는 미미했고 그것보다 더 중요한 것이 바로 행동 지원(behavioral support), 즉 옆에서 누군가 계속 잔소리를 해주는 것과 같은 개입이었다.

우리 역시 어떤 식단이 좋다더라 혹은 어떤 운동이 좋다더라 하며 유행에 쏠려 다이어트를 하기 쉽지만 그것보다 핵심적인 잘못된 식습관 혹은 생활습관이 바뀌어야 한다는 것을 모르는 바는 아니다. 정신과에서는 이것을 '행동 수정 요법'이라고 한다. 그러나 행동 수정 요법은 혼자 하기 쉽지 않다. 오죽하면 단식원이나 다이어트 캠프가 존재하겠는가.

예를 들어보자. 누군가 규칙적으로 시간에 맞춰 건강식을 차려주고, 규칙적으로 몸을 움직이게 해준다면 가장 이상적일 것이다. 그것까지는 아니더라도 많이 먹으려고 할 때 누군가 옆에서 그만 먹으라고 잔소리라도 해준다면 과식을 방지하는 데 도움이 될 것이다.

하지만 혼자 살면서 다이어트를 시작하거나, 혹은 가족의 전적인 지지를 얻지 못할 때 다이어트의 성공률이 매우 낮아진다. 앞서 살펴본 대로 1인 가구가 다이어트에 취약한 이유도 바로 이것이다.

따라서 누군가 개입하고 조언을 해주어야 다이어트 성공률이 높아지는데 이럴 때 가족의 지지가 전적으로 필요하다.

또는 자주 찾는 병원의 주치의와 상담하는 것도 좋은 방법이 될 수 있다.

다이어트는 꾸준함이 중요하다

비만은 상태가 아니라 과정이다. 우리가 더 이상 먹지 않고 움직이지 않는다면 몸무게의 완성이라는 것이 존재하겠지만 우리는 오늘도 많이 먹고 적게 움직이고 스트레스를 받는다.

따라서 누구나 올라갔다 내려갔다 하는 몸무게의 곡선이 있고, 일정 수준에서 유지하면 굳이 비만클리닉을 찾을 이유가 없다. 하지만 그 몸무게를 벗어나 몇 개월에서 몇 년이라는 시간이 축적되고 정신을 차려보니 이미 예전 몸무게와 큰 차이가 있을 때 감량을 결심하게 된다.

목표가 존재하는 감량의 과정은 더욱더 혹독하다. 평소대로 맛있는 것을 다 먹지 못하고 친구들과의 약속도 취소해야 한다. 그런데 이런 것들을 잘 지키지 못하고 위기가 오면 몸무게가 올라가거나 정체되어 몇 달 동안 들인 공이 일주일 사이에 날아가기도 한다. 그러면 자신감을 잃고 다이어트를 포기하는 악순환이 반복되기 때문에 그만큼 꾸준함이 중요한 것이다.

다이어트는 평생 하는 것이라지만 우리가 평생 닭가슴살만 먹고 살 수는 없다. 할 때는 하고 안 할 때는 풀어주는 완급 조절이 중요하므로 다이어트에 집중할 수 있을 때 꾸준함을 발휘해서 목표를 달성해야 한다.

꾸준함을 뒷받침하는 동기부여 방법 세 가지

다이어트는 동기가 있어도 실패할 수는 있지만 단언컨대 확실한 동기 없이 성공하는 경우는 거의 없다. 간단하지만 효과적인 동기부여 방법 세 가지를 소개한다.

'리즈 시절'의 몸무게를 소환하라

다이어트 비교 대상은 타인이 아니라 본인의 좋았던 시절의 몸무게로 설정하는 것이 좋다. 누군가는 불과 6개월 전, 누군가는 20년 전 몸무게를 원하기도 하지만 가장 쉬운 것은 결혼 전 몸무게, 혹은 처녀 총각 때의 몸무게이다. 누구에게나 '리즈 시절'은 있지 않은가.

자신이 좋았던 시절의 몸무게와 비교하면 그때의 식습관

및 생활습관이 지금과 많이 다른 것을 확실하게 파악할 수 있다. 그것들을 다시 바로잡는 것만으로 어느 정도 해결책이 되는 장점이 있다.

시각적으로 동기부여를 하라

시각적으로 제시하는 방법도 있다. 예전의 옷을 꺼내놓는다거나 그때의 옷이 없다면 일부러 예전 사이즈의 옷을 새로 사는 것이다. 시각적으로 동기부여가 될 만한 다이어트 사진을 휴대폰 배경화면으로 설정하는 방법도 있다.

체중감량 정도를 시각화하는 것도 중요하다. 병원이나 헬스장에 다닌다면 주 단위로 체중을 재고 기록해놓으면 좋다. 요즘은 체성분 분석 회사에서 휴대폰에 자동으로 연동되는 유용한 애플리케이션을 많이 제공하고 있다.

스토리를 이용해 동기부여하라

개인의 스토리를 이용하는 것도 좋다. 더 이상 애들 보기 부끄럽지 않게 살고 싶다는 어머님도 있었고, 무릎 통증이 괜찮아지면 유럽 여행을 꼭 가겠다는 사람도 있었다. 유명인이라든지 주위에서 감량을 많이 한 사례를 자주 접하게 되면 더욱 좋다.

좀 더 강조하고 싶은 것은 근본적인 변화, 즉 지금의 나에서 미래의 나로 이미지 변화를 머릿속으로 그리는 것이다. 누가 몇 kg을 뺐다더라, 연예인 누가 무슨 약을 먹었다더라가 아닌 나 자체의 근본적인 변화를 꿈꿀 수 있어야 다이어트 성공률을 높일 수 있다.

다이어트 기간과
속도 설정은 어떻게 할까?

한 달에 몇 kg을 뺄 수 있을까?

적절한 다이어트 속도에 대해 오해하는 사람들이 많다. 간혹 한 달에 10kg 정도는 빠져야 한다고 생각하는 사람도 있다. 이런 경우는 보통 센 다이어트 약으로 시작해서 거의 식음을 전폐하다시피 하고 이뇨제 등의 사용으로 단기간에 무리하게 감량하는 것이다.

그렇다고 반대로 무조건 느린 것이 좋은 것도 아니다. 초반에 너무 안 빠지면 재미가 안 나서 포기하기 쉽고 가속도도 붙지 않는다.

건강에 해를 끼치지 않는 감량 속도는 자기 체중의 월 1% 정도이다. 70kg 기준으로 약 0.7kg인데 너무 느려 보이기도 하고 이 정도는 하루 또는 몇 시간에도 왔다 갔다 하기도 한다.

현실적으로 최대한 운동과 식단 조절을 했을 때는 월 3% 정도(70kg 기준 2.1kg) 그리고 식욕억제제 등의 도움을 받을 때는 5~6%(70kg 기준 3.5~4kg)까지도 가능하다.

조급함은 다이어트의 적이다. 느리게 빠지는 것이 몸의 세트포인트를 바꿔 요요의 가능성을 줄이는 방법이다. 약으로 억지로 눌러놓으면 일시적으로 빨리 빠질지는 몰라도 적응하지 못한 몸이 복구하려고 노력하기 때문에 요요가 쉽게 올 수 있다.

다이어트 초반에 속도가 좀 더 나는 이유

다이어트의 속도도 개인차가 있을 수밖에 없다. 실제로 한 번의 정체기도 없이 빠른 속도로 2개월 만에 10kg 감량을 달성하는 경우도 있지만 정체기가 자주 반복되며 시간이 오래 걸리는 경우도 있다.

이런 차이에도 대체적으로 누구나 다이어트 초반에는 감

량 속도가 좀 더 나는데 그 이유는 초반에 절식을 시작하면 수분과 글리코겐이 빠지기 때문이다. 격투기 선수들이 계체량을 맞추기 위해 사우나를 하면 하루에도 7kg을 감량할 수 있다는 이야기를 들어본 적이 있을 것이다. 이런 경우는 당연히 체지방이 빠진 것이 아니기 때문에 물을 보충하면 그대로 체중이 올라간다.

반대로 다이어트 중에 한 번만 폭식을 해도 먹은 것보다 훨씬 체중이 증가한 것처럼 보인다. 이것은 위와 반대의 원리로 글리코겐이 채워지고 탄수화물이 유발하는 인슐린과 나트륨 등이 수분을 저류시키기 때문이다.

다이어트 기간은 구분 지어서 생각하자

다이어트 기간을 체계적으로 구분 지어서 생각하면 계획을 세우는 데도 유리하고 조급함도 덜 느낄 수 있다. 집중적으로 속도를 내서 감량하는 기간, 다이어트를 최종적으로 완성하고 유지하는 기간, 그리고 요요를 체크하는 기간까지 생각하면 적어도 6개월 이상 잡는 것이 좋다.

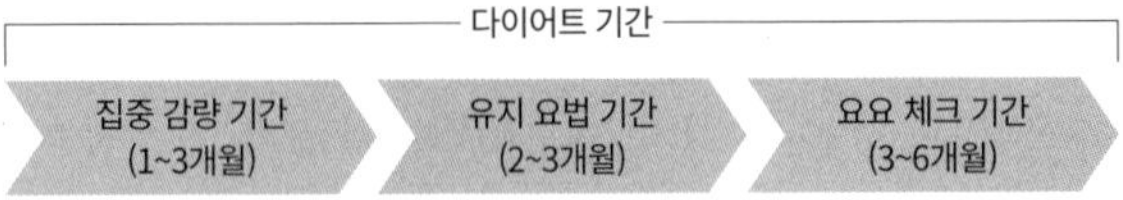

1단계 : 집중 감량 기간

1~3개월 차에는 집중해서 감량하는 것이 유리하다. 절식을 하는 초반에 간과 근육에 저장되어 있던 글리코겐이 빠지면서 첫 1~2주 차에 실제보다 많이 감량되어 보이기도 한다. 이후 한 달에 2~4kg 감량하는 속도로 초반에 목표 체중의 50~80%를 감량한다.

2단계 : 유지 요법 기간

이후 두세 달 동안은 20~50%가량 남은 체중을 마저 감량하고 모니터링 기간도 같이 겸한다. 이때는 속도가 많이 더뎌지고 정체기도 오기 때문에 힘든 시기다. 체중감량을 돕는 약을 쓰고 있었다면 이때 서서히 줄이면서 연착륙을 하는 단계이다.

3단계 : 요요 체크 기간

고도비만을 제외하면 6개월 차까지는 어느 정도 목표 체중을 달성할 수 있다. 이때부터 1년까지는 체중을 유지하면서 요요를 체크하는 기간이다. 목표로 했던 체중의 플러스

마이너스 5% 정도를 유지한다고 생각하고 그 구간을 벗어나지 않도록 노력한다. 최종 몸무게보다 2~3kg 정도 더 올라갔다고 해서 요요 현상이라고 하지 않는다. 감량 기간과 비슷한 기간 혹은 더 짧은 기간 동안 감량한 만큼 다시 살이 찌면 요요 현상으로 본다.

다이어트를 돕는 마인드 관리 전략

다이어트는 자신의 생활 습관과 전체 체계를 변화시키는 과정이다. 누구나 가끔 흐트러져 체중이 잠깐은 올라갈 수 있다. 하지만 체계가 잘 잡혀 있다면 금세 다시 다잡아 기존 몸무게로 회복될 수 있다. 이럴 때 필요한 것이 마인드 컨트롤이다. 이번에는 다이어트를 돕는 마인드 관리 전략 세 가지를 소개하고자 한다. 다이어트하는 중간마다 한번씩 되뇌면 좋다.

소식해야 장수한다

'오늘만 살겠다'가 밤11시에 매운 떡볶이를 시켜 먹는 이유라면 '미래엔 보기 좋게 변하고 싶다'라는 열망이 비만클리닉에 오는 이유가 아닐까 싶다. 수명 연장까지 생각한다면 다이어트에 더 도움이 될 수 있는데 바로 소식과 장수의 연관성이다.

칼로리를 제한하면 수명이 연장된다는 사실이 처음 보고된 것은 1935년이었다. 쥐에게 주는 먹이의 칼로리를 30% 줄였더니 수명이 40% 연장되었다는 결과였다. 이러한 효과는 효모, 선충, 초파리 등에서도 발견되었고, 영장류인 붉은털원숭이에서도 확인된 바 있다.

핵심은 인슐린 수용체이다. 음식이 들어오면 인슐린 수용체를 통해 성장 신호를 보내고 각 세포가 성장하면서 노화가 진행되는데 열량 제한(caloric restriction)을 하면 이 성장 신호를 둔화시켜 노화가 늦어지는 원리다. 마찬가지로 비만이 암의 발생과 진행을 촉진한다는 사실도 중요하다.

비만 상태에서 활성산소(자유기)가 증가하면 DNA 손상과 염증성 사이토카인의 생성이 증가하여 암 발생률이 높아진다. 굳이 이렇게 어려운 내용까지 살펴보지 않더라도 장수마을 노인들의 철칙이 소식이다. 다이어트를 하다가 힘들 때는

| 열량 제한의 이점 |

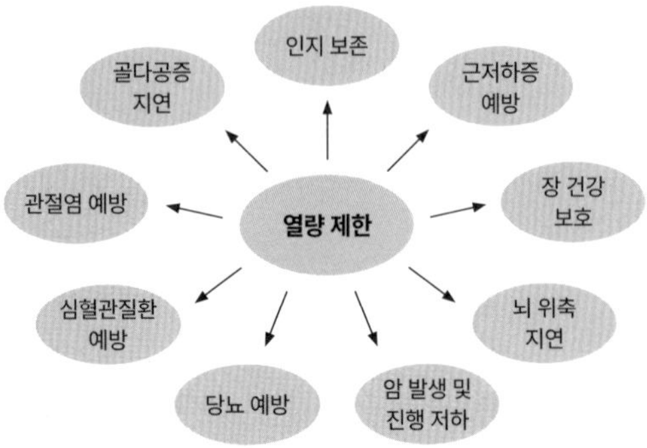

이게 다 오래 살기 위한 것이라는 생각을 하며 마음을 잘 다스리는 것도 좋을 듯하다.

몸무게의 그래프를 항상 기억하자

비만클리닉에는 고도비만 환자들만 오는 것이 아니라 식이습관 조절을 위해 오는 사람들이 의외로 많다. 그중에 '식욕이 억제가 안 돼요'라고 말하는 사람들이 종종 있다. 본인의 원래 기준에서 약간의 식욕 증가를 의미하는 경우도 많아 그럴 때는 약을 쓰지 않고 상담 정도에서 끝내기도 한다.

식욕억제제를 처음 시도해보려고 하는 사람들은 더더욱

조심스럽다. 식욕억제제라는 것이 한번 먹어보면 식욕이 없어지는 느낌, 혹은 교감신경이 항진되면서 일시적으로 기분이 좋아지기 때문에 나중에 비슷한 상황에서 약물 복용의 유혹을 뿌리치기 쉽지 않다. 이렇게 약물 사용이 반복되면 내성이 생겨서 더 많은 약물을 사용하게 되고 향정신성의약품의 오남용으로 이어질 수 있다.

하지만 정말 폭식이 제어가 안 되는 상황에서는 폭식치료제를, 그리고 체중이 5kg 이상 늘어 일상생활이 불편한 상황이라면 식욕억제제를 고려해볼 수 있다.

따라서 본인 몸무게의 그래프를 기억하고 지금이 다이어트가 필요한 상황인지, 약의 도움을 받아야 하는 상황인지를 판단하는 것이 중요하다.

누구나 2~3kg 몸무게의 변화는 있다. 스트레스를 받아서 그럴 수도 있고 술자리가 몰려 있는 경우도 있다. 이럴 때 식욕억제제를 복용하기보다는 오히려 한 걸음 물러나서 흐트러진 습관은 없는지 등을 스스로 점검하는 것이 더 좋다. 그리고 그런 상황을 해결하기 위한 노력을 해보고 그래도 안 되면 병원을 찾아서 구체적인 진단과 처방을 받아야 한다.

다이어트에 정답은 없다

병원을 찾는 사람들에게 꼭 물어보는 것 중 하나가 지금 시점에 다이어트에 집중할 수 있는지 여부다. 간혹 일이 너무 바쁘고 스트레스도 지속되는데 유지 정도만 하고 싶다며 식욕억제제를 원하는 사람들이 있다. 이런 경우 단기간에 감량할 수는 있겠지만 약을 끊었을 때 요요에 굉장히 취약할 수밖에 없다. 10kg 감량한 것이 한 달 만에 도루묵이 되기도 하고 오히려 원래 몸무게보다 더 찌는 경우도 발생한다. 다이어트는 단순히 식욕의 문제가 아니라 식습관이 망가지는 환경적인 원인을 조절해야 하는데 그러지 못했기 때문이다.

이런 식으로 다이어트 실패를 자주 경험하면 자신감이 떨어지기 때문에 장기적으로 더욱 좋지 않다. 따라서 다이어트는 집중할 수 있을 때 감량하면서 습관을 바로잡고 장기적으로는 관리 체제로 들어가야 한다.

반대의 경우도 있다. 모든 것을 잘 관리하고 몸무게도 정상 범위인데 더 빼야겠다며 약의 도움을 받으려는 사람들이 있다. 연예인 같은 몸매를 갖고 싶어서 병원에 찾아오지만 정작 치료가 필요한 경우는 거의 없다. 연예인의 목표를 자신의 목표와 혼동하는 것인데, 이럴 때는 현실적인 목표를 제시해주는 것이 더 중요하다.

이처럼 다이어트 목표가 누구나 똑같을 수 없으며 각자 처한 상황도 다를 수밖에 없다. 상황이 다른데 자신의 처지를 비관한다든지 비현실적인 목표를 세운다면 다시 실패하고 상처 입을 가능성이 높다. 따라서 '다이어트에는 정답이 없다'는 마인드를 항상 가지고 현실적인 상황에 맞춰 건강하게 다이어트를 해야 한다.

몸무게를 유지하는 좋은 습관

병원에서 하는 다이어트는 약이 가장 중요할 것이라고 생각하지만 사실 처방전보다 중요한 것은 진료실에서 하는 상담과 습관 교정이다.

술자리를 줄여야 한다, 생활 속에서 움직여야 한다, 과자를 집에서 없애야 한다 등등 누군가에게는 잔소리일 수도 있고 누군가에게는 간과했던 사실일 수도 있다. 하지만 비만 치료 후 요요 확률을 낮추기 위해서는 지겹더라도 비슷한 말을 계속 강조할 수밖에 없다.

몸무게를 유지하는 좋은 습관으로 강조하는 것은 다음과 같다.

- 스트레스를 음식으로 풀지 않는다.
- 적정 몸무게를 항상 명심하고 몸무게를 자주 잰다.
- 주중과 주말을 나눠서 관리한다.
- 하루 일정 활동량을 채우려고 노력한다.
- 영양성분표를 확인하는 습관을 기른다.

스트레스를 먹는 것으로 풀지 않는다

진료실에서 자주 듣는 표현 중 하나가 "식욕 억제가 잘 안 된다. 식욕이 폭발한다"는 것이다. "배가 불러도 먹는다. 정신 차리고 나서 후회한다" 등의 비슷한 표현도 있다. 이렇게 폭식을 하는 상황을 압축해서 표현할 수 있는데, 바로 '스트레스를 먹는 것으로 푸는 것'이다.

스트레스를 받지 않고 사는 사람은 없다. 그런 불쾌한 상황에서 불쾌한 기분을 떨치기 위해 쾌락을 찾는 것이 인간의 본능이다. 다만 그것을 해결하는 방법이 사람마다 제각각 다를 뿐이다. 예를 들어 잠을 자는 사람도 있고 운동으로 스트레스를 해소하는 사람도 있다.

하지만 주기적으로 허기는 찾아오고 음식만큼 강력한 쾌락을 제공하는 것이 없다 보니 '빨갛고 화끈한 음식' 혹은 '달

달한 커피와 치즈 케이크'로 스트레스를 해소하는 사람들이 더 많은 것이다.

따라서 많은 경우 식욕 억제가 잘 안 된다고 표현하지만 식욕 억제의 문제보다는 감정 조절의 문제 혹은 적절하게 스트레스를 푸는 방법을 찾지 못했다는 것이 좀 더 정확한 표현이다.

이런 상황이 장기간 반복적으로 찾아오면 몸무게는 지속적으로 늘어날 수밖에 없다. 이때 필요한 것은 식욕억제제가 아니라 평소의 스트레스와 과식할 때의 상황을 구체적으로 인지하는 것이다.

적정 몸무게를 항상 명심하고 몸무게를 자주 잰다

나이가 들고 기초대사량이 떨어지면서 조금씩 우상향하는 몸무게는 어느 정도 감안해야 한다. 그렇다고 하더라도 본인의 가장 적정한 몸무게를 0.1kg 단위까지 기억하고 자주 떠올리는 것이 다이어트 측면에서는 바람직하다. 그것이 누군가에게는 처녀 적 몸무게이고 누군가에게는 활기차고 피로하지 않았던 몸무게일 것이다.

또 중요한 것이 평소 체중 관리를 할 때 거울로 보는 눈대중으로 결정하면 안 된다는 것이다. 몸무게를 보기가 두려워서 체중을 재지 않는 사람들이 간혹 있다. 하지만 오히려 그럴수록 체중계를 가까이해야 자극이 되어 다이어트에 더 도움이 될 것이다.

시도해볼 수 있는 분할 관리법

다이어트는 평생 하는 것이라고 하지만 그래도 힘을 주어야 할 때가 있고 힘을 빼야 할 때도 있는 법이다. 시즌에 따라 혹은 이벤트에 따라 나눠질 수도 있겠지만 평소에 체중을 유지할 때는 주중과 주말을 나눠서 관리하는 것도 좋은 방법이다.

보통 주말에는 약속이나 가족 모임이 있기 때문에 외식이나 고열량 음식을 먹을 때가 많다. 따라서 모임이나 약속이 없는 주중에는 저녁을 간단하게 먹는 방식으로 감량을 하는 것이 좋다.

반대로 해볼 수도 있다. 주중에 회식이 많은 사람의 경우 주말에는 조금 가벼운 식단으로 식사를 한다. 외식을 해야 한다면 샐러드와 같이 담백한 음식을 일부러 찾아서 먹는 것이 좋다. 간헐적 단식 중 하나에 속하는 5 : 2 방식도 비슷한

데 주중에는 자유롭게 식사를 하고 주말 이틀 동안 단식을 하는 방식이다.

하루 일정 활동량을 채우려고 노력한다

2020년 코로나19의 여파로 재택근무가 늘어나면서 생활 속에서 움직이는 것이 얼마나 중요한지 더 절실히 깨닫고 있다. 걸어서 출퇴근하는 일상만 사라져도 살이 찌기 시작하는 사람들이 많다. 대중교통으로 출퇴근하는 것만으로도 하루에 200~400kcal를 소모하기 때문에 체중을 유지하는 데 중요한 역할을 하고 있었던 셈이다.

요즘은 스마트워치와 애플리케이션도 있어서 하루 걷는 양을 측정하기가 쉽다. 차로 출퇴근하고 앉아서 일하는 사람들의 경우 하루에 3,000보를 걷기도 쉽지 않다. 운동을 체계적으로 할 수 있다면 하루 만 보 걷기가 큰 의미 없을 수도 있다. 그렇지 못하다면 일부러라도 30분 산책을 해서 하루 일정 활동량을 채우려고 노력해야 한다.

영양성분표를 확인하는 습관을 기른다

식품을 구입할 때 영양성분표를 확인하는 것은 소소하지만 중요한 습관이다. 1회 제공량의 칼로리가 얼마인지, 나트륨 등은 1일 영양소 기준치 대비 얼마나 들어 있는지 확인하는 것이 좋다. 기타 탄수화물, 단백질, 지방의 비율이라든지 탄수화물 세부 항목인 당류와 식이섬유를 구별해보는 것도 중요하다.

| 영양성분표 |

영양정보	총 내용량 00g **000kcal**
총 내용량당	**1일 영양성분 기준치에 대한 비율**
나트륨 00mg	**00**%
탄수화물 00g	**00**%
당류 00g	**00**%
지방 00g	**00**%
트랜스지방 00g	
포화지방 00g	**00**%
콜레스테롤 00mg	**00**%
단백질 00g	**00**%

1일 영양성분 기준치에 대한 비율(%)은 2,000kcal 기준이므로 개인의 필요 열량에 따라 다를 수 있습니다.

한국인의 영양 섭취 기준에서는 에너지 적정 비율을 제시하고 있다. 성인의 경우 탄수화물에서 55~65%, 단백질에서

7~20%, 지질에서 15~30%를 섭취할 것을 권장한다. 또한 총 당류 섭취량을 총에너지 섭취량의 10~20%로 제한하고 있다. 특히 식품의 조리 및 가공 시 첨가되는 첨가당은 총에너지 섭취량의 10% 이내로 철저하게 제한한다(보건복지부, 2015).

요요 현상을 줄이기 위한 다이어트 전략

요요 현상이란 식이요법 등으로 체중이 감량되었다가 다시 원래 체중으로 급속하게 돌아오는 것을 말한다. 정확하게 기간이나 정도가 정해져 있는 것은 아니지만, 보통 감량 후 한두 달 이내에 감량한 몸무게 혹은 그 이상으로 다시 찌는 경우 요요 현상에 해당한다.

일반적으로 다이어트 성공 후 유지하는 비율은 1년 이내에 20%, 3년 이내에는 불과 5% 미만이다. 이처럼 몸무게를 유지하는 것이 정말 어렵다는 것을 알 수 있다.

특히 단기간에 체중을 감량한 경우 요요 현상이 더 잘 나타날 수 있다. 반대로 감량된 체중을 유지하는 기간이 길수록 요요 현상이 나타날 가능성이 감소한다. 또 요요 현상이 반복되다 보면 다음 번 다이어트 때 체중감량이 더더욱 어려워 반복되는 다이어트로 인한 피로감도 덩달아 커진다. 따라서 감량 후에는 억울하다 싶을 정도로 요요가 오지 않도록 식습관 변화 및 운동을 실천해야 한다.

요요 현상은 왜 나타나는 걸까?

요요 현상이 나타나는 이유는 다음과 같다.

첫째, 기존의 나쁜 식습관과 생활습관으로 회귀하기 때문이다. 다이어트가 끝나도 원래 몸무게 시절에 먹었던 것처럼 다시 먹으면 그 몸무게로 다시 움직일 것이다. 다이어트를 할 때처럼 먹으면 감량한 몸무게를 유지할 가능성이 높은 것은 너무나 당연하다.

둘째, 체중이 감소된 것만큼 에너지 소비량 역시 감소하기 때문이다. 10kg을 감량했을 때 총에너지 소비량의 25% 정도가 감소하는 것으로 알려져 있다. 상대적으로 근육량이 더 감소하는 경우 기초대사량은 더 많이 떨어진다.

셋째, 지방세포가 원래 크기로 돌아가려는 경향성 때문이다. 다이어트로 인해 작아진 지방세포가 원래대로 돌아가려고 렙틴이라는 호르몬의 분비를 통해 음식 섭취를 유도하고 중성지방을 합성한다.

요요 예방을 위한 다섯 가지 전략

요요 현상은 당연한 것이라고 생각하자

몇 가지 이유로 체중감량 이후 찾아오는 요요 현상는 어느 정도 있을 수밖에 없다. 차라리 예상하고 관리하면 심리적으로도 덜 흔들릴 수 있다. 예를 들어 5kg 감량을 목표로 한다면 6~7kg 이상 감량 후 1~2kg는 복구될 것이라고 예상하면 마음이 더 편하다.

체중에 완성이라는 것은 있을 수 없기 때문에 누구나 체중이 오르락 내리락하는 구간이 있다. 그리고 체중이 평소보다 조금씩 올라가는 것 같으면 다시 경각심을 가지고 식이를 조절하는 과정이 필요하다. 같은 요요 현상이라고 하더라도 식습관이 자리 잡지 못한 채 억지로 식욕억제제를 사용해서 생기는 요요 현상과 건강하게 다이어트를 한 후 자연스럽게 조금 체중이 올라오는 요요 현상은 완전히 다른 것이다.

천천히 감량하고 유지 기간을 반드시 설정한다

다이어트 실행 기간과 함께 유지 기간을 반드시 설정해야 한다. 초기 감량기에는 어느 정도 속도를 내서 감량한 후 짧게는 3개월 길게는 6개월 이상 유지 기간을 가지고 연착륙을 해야 요요 확률을 줄일 수 있다. 다이어트를 하나의 이벤트로 생각하지 말고 긴 호흡으로 바라보도록 노력하자.

원래 말랐던 사람처럼 식습관을 정착시키자

다이어트 기간에만 내가 좋아하는 맛있는 음식들을 못 먹고 다이어트가 끝난 후에는 바로 먹을 수 있는 것이 아니다. 절식을 하면 누구나 어느 정도는 감량할 수 있다. 그리고 힘들지 않게 절식하기 위해 약의 도움을 받을 수도 있다. 하지만 근본적으로 체중을 올리는 식습관을 다이어트 기간 동안 바꿔야 한다. 마치 원래 말랐던 사람처럼 식습관을 체화하는 과정을 가져보자.

다이어트 후반부에 근력운동이 필요하다

기초대사량을 유지하고 요요 현상을 예방하기 위해 근력운동이 중요하다는 것은 이미 널리 알려져 있다. 하지만 다이어트 초반부터 힘들게 근육운동을 하면 몸이 지쳐서 오히려 식욕이 올라 다이어트에 방해가 된다. 따라서 근력운동은 어느 정도 감량에 성공한 다이어트 후반부터 시작하는 것이 좋다.

쉽게 시도해볼 수 있는 방법은 계단 오르기와 제자리 스쿼트다. 인체의 근육은 주로 하체에 많이 분포되어 있기 때문에 하체 운동을 하면 상체보다 빠르게 근육이 증가한다.

스트레스로 한 번에 무너지는 것을 조심하자

금연 치료 역시 한순간에 무너지는 경우가 많다는 점에서 다이어트와 비슷하다. 금연 상담을 할 때 혹여나 술자리에서 담배 한 대를 빌려 피웠더라도 집에 가는 길에 담배를 사지 않으면 되고 혹시 담배 한 갑을 새로 샀더라도 다음 날 다시 버리면 된다고 강조한다. 이는 연쇄적으로 일어날 수 있는 포기의 과정을 미리 시뮬레이션하고 차단하는 것이다. 다이어트에도 마찬가지로 적용될 수 있다.

다이어트가 끝난 후에도 예전처럼 폭식을 다시 할 수 있다. 한두 번의 실수는 괜찮다. 그리고 폭식을 해서 몸무게가 늘었더라도 다시 줄이기 위한 노력을 하면 된다. 그 노력이 부족해서 2~3kg 올랐더라도 다시 마음을 다잡고 우상향하는 것을 지속적으로 막으면 전체 다이어트가 물거품이 되지 않는다는 것을 명심하자.

4장

체질을 개선하면 요요가 두렵지 않다

저탄수화물 식이는 부정할 수 없는 핵심 전략이다

해묵은 논쟁, 저탄수화물이냐, 저지방이냐

우리는 일반적으로 지방을 많이 먹으면 당연히 살이 찔 것이라는 생각을 가지고 있다. 그런데 2019년 방영된 〈지방의 누명〉(MBC 스페셜)이라는 다큐멘터리와 관련 서적을 통해 사람들이 가지고 있던 지방과 비만의 관계에 대한 통념이 많이 바뀌고 있다.

해당 다큐멘터리에서는 출연자들이 전통적으로 금기시되었던 고지방식을 먹으며 건강하게 살을 빼는 모습을 보여주었다. 이에 많은 사람이 저탄수화물 고지방 식이요법에 대해 관심을 가지게 되면서 전국 마트에서 버터가 동나는 사태가 벌어지기도 했다.

저탄수화물 고지방 식이요법, 이른바 저탄고지 식단은 기본적으로 인슐린과 인슐린 저항성에 초점을 맞춘 식이요법이다. 인슐린은 혈액 속 포도당의 양을 일정하게 유지하는 역할을 하는 호르몬이다.

혈당량이 높아지면 췌장에서 인슐린이 분비되어 혈액 내 포도당을 글리코겐 형태로 간과 근육에 저장한다. 하지만 글리코겐으로 저장할 수 있는 양보다 포도당이 더 많이 들어올 때는 포도당을 글리코겐이 아닌 지방으로 저장하는데 이것이 여분의 체지방이 되는 원리다.

저탄수화물 식단과 저지방 식단을 비교하는 연구 또한 활발하다. 예전에는 두 가지 식단을 옹호하는 연구 결과가 무승부였다면 2000년대 이후부터 점차 비만의 주범이 탄수화물 쪽으로 기울고 있다.

2008년 미국에서 322명을 무작위로 배정하여 저탄수화물, 지중해식, 저지방 식단으로 나눠 실험한 결과 체중감량 및 혈중지질 개선에서 저탄수화물 식단이 우위를 보였다(Shai, Iris, et al., 2008).

이뿐만이 아니다. 2016년 영국 케임브리지 대학교에서 발표한 대규모 메타 분석에서도 저탄수화물 식단이 저지방 식단보다 체중 감소에서 우위를 보였음을 확인할 수 있었다(Mansoor, Nadia, et al., 2016).

지방의 역설

일반적으로 사람들은 3대 영양소, 즉 탄수화물, 단백질, 지방 중에서 지방에 대해서 유독 부정적인 인식을 가지고 있는 경우가 많다. 이는 몸에 쌓이는 지방과 섭취하는 지방을 동일시하기 때문이다.

또한 칼로리 측면에서 탄수화물은 1g에 4kcal, 단백질도 1g에 4kcal의 열량을 내지만 지방은 1g에 9kcal의 열량을 낸다는 사실 때문에 지방이 비만의 주범으로 보이기도 한다. 하지만 앞에서 살펴보았듯이 비만 이론이 칼로리 이론에서 호르몬 이론으로 점차 수정되면서 이런 지방의 누명도 점차 벗겨지고 있다.

이와 같은 지방에 대한 인식은 언제부터 잘못 형성된 것일까? 저지방 식단은 미국 미네소타 대학교의 생리학자였던 앤셀 키스(Ancel Keys) 박사의 연구 결과에서 비롯되었다는 것이 정설이다.

그는 심장 질환이 지방 때문에 발생한다는 지질 가설(Lipid

Hypothesis)을 주장했다. 실제 미국심장협회의 1961년 보고서에는 심장 질환 예방을 위해 포화지방 섭취를 줄이도록 권유하였고, 이때부터 저지방 식단이 건강식인 것처럼 자리 잡게 되었다. 하지만 자료를 선택적으로 취합하여 입맛에 맞게 논문을 조작한 사실이 밝혀지면서 지질 가설은 점차 힘을 잃어 가고 있다.

과일이 독약이라고요?

우리는 어떤 식품이 탄수화물인지 잘 안다고 생각한다. 그러나 실제 식습관에 대해 상담해보면 생각보다 탄수화물의 개념에 대해 헷갈려 하는 사람들을 꽤 많이 접한다.

감자칩이 탄수화물이냐고 물어보는 사람도 있었고, 과일을 좋아하여 상자째로 사 먹으면서 탄수화물을 안 좋아한다고 말하는 사람도 있었다. 또 본인은 서양 음식인 빵을 안 먹으니 살이 찔 이유가 없다고 믿었지만 떡 없이는 못 산다고 하는 사람도 있었다.

모든 탄수화물이 인슐린을 자극하여 문제가 되지만 그중에서도 가장 문제가 되는 것을 꼽으라고 하면 바로 정제 탄수화물이다. 설탕과 액체설탕이 정제 탄수화물인데 전통적인 동양의 식단에는 이런 정제 탄수화물이 들어가는 음식이 별로 없다.

사탕수수와 고과당 옥수수 시럽(HFCS) 원료 생산은 미국의 주요 산업인데 국제화에 따른 수요자 확대로 전 세계가 콜라 및 고과당 음료를 즐겨 마시게 되면서부터 비만이 세계적으로 확산되었다고 볼 수 있다.

정제 탄수화물이 문제가 되는 이유는 크게 두 가지로 나눌 수 있는데 과식과 중독이다. 고도로 정제된 탄수화물은 포만감을 유도하는 호르몬을 분비하지 않아 계속 먹을 수 있다. 식후에 과일 배 혹은 디저트 배가 따로 있다고 하는데 결코 틀린 말이 아니다. 그리고 이런 음식들은 감정적으로도 위안을 준다. 그래서일까? 우리가 아이스크림이나 케이크, 초콜릿 같은 것에는 중독되지만 생선이나 시금치에는 중독되지 않는다.

과일은 어떨까? 과당이라는 당류가 들어 있다는 점에서 과일도 다이어트에 불리한 식품이다. 포도당이 전신에서 에너지원으로 쓰인다면 과당은 간에서만 분해되는 특징을 갖고 있다. 그리고 그 양이 넘쳐나면 지방으로 전환되어 간에 저장된다.

이런 원리로 지방간이 발생하면 간에 당분을 저장하기 위해 더 많은 인슐린이 필요하게 되므로 인슐린 저항성이 유발되고 비만을 초래한다. 그래서 아침 대용으로 먹는 사과 반쪽 정도는 크게 문제없으나 식후 배가 부른 상태에서 건강식이라며 먹는 디저트 과일은 독이다.

저탄수화물, 저열량 식사를 위한 식품선택 요령

탄수화물 제한이 제일 중요하다. 그런 의미에서 밥, 빵, 면의 제한을 하나 밥은 주식이기 때문에 고봉밥을 먹는 게 아니라면 전체적인 칼로리를 줄이는 방향으로 이해하자. 다음 페이지에 나와 있는 표에 다이어트를 하는 중에 자유롭게 먹어도 되는 음식과 너무 많이 먹으면 안 좋은 음식, 먹지 말아야 할 음식을 정리해두었으니 참고하도록 하자.

그리고 입에 달다 싶은 것은 피해야 하는데, 생각 외로 단 것들을 조심해야 한다. 예를 들어 한식 중에는 찌개나 반찬, 그리고 샐러드에 뿌려먹는 드레싱 같은 게 있다.

포만감이 오래가는 단백질 섭취는 적극 권장하나 육류는 조리방법에 따라 정말 천지차이다. 같은 육류라고 해도 튀기거나 구운 음식보다는 찌거나 삶은 음식이 낫다. 그리고 양

| 당질과 식이섬유에 따른 식품 선택 방법 |

자유롭게 먹자 (당질× 식이섬유○)	너무 많이 먹지 말자 (당질○ 식이섬유○)	되도록 피하자 (당질○ 식이섬유×)
음료: 녹차, 홍차, 원두커피, 저지방우유	음료: 일반우유, 두유, 무가당주스	음료: 믹스커피, 탄산음료, 시판 오렌지주스
채소류: 양배추, 양상추, 샐러리, 파프리카	플레인 요거트	모든 주류
과일류: 베리류	과일류: 사과, 귤, 오렌지, 바나나, 배, 감, 참외	사탕, 잼, 젤리, 아이스크림, 케이크, 단 빵
버섯류, 견과류	곡류 : 밥, 빵, 면, 떡, 감자, 고구마, 통곡물빵	가공식품: 라면, 과자, 도너츠, 햄버거, 감자튀김
해조류: 김, 미역, 다시마	-	각종 분식: 떡볶이, 순대, 튀김
기타 단백질: 생선, 스시, 두부, 달걀	육류: 스테이크, 삼겹살, 닭가슴살	육류: 갈비, 치킨, 닭강정, 햄, 소시지, 곱창, 막창

념이 되어 있는 갈비, 치킨, 닭강정보다는 차라리 기름이 좀 있더라도 삼겹살 같은 살코기가 낫다.

하루 12시간 내 몰아서 먹기는 어렵지 않다

강제로 규칙적인 생활을 해야 한다면?

의대 재학 시절 6년간 기숙사 생활을 했다. 본과 4년 동안은 캠퍼스가 아닌 대학병원 내의 학생기숙사에서 생활했는데, 식사는 10분 정도 걸어가서 병원 직원 식당을 이용했다.

당시 늦게 일어나 아침 식사는 당연히 거르고 오전 강의를 들었다. 이후 12시에 직원 식당으로 뛰어가 점심 식사를 하고, 또 5시에 오후 강의가 끝나면 뛰어가서 저녁을 먹는 생활을 본의 아니게 오래 했다.

5시 식사 이후에는 식사를 하지 않았으니 결론적으로 하루 두 끼를 6시간 내(12시, 5시)에 해결하는 극단적인 18 : 6 간헐적 단식을 시행한 것이다. 돌이켜보면 의대생 시절 술도 많이 마시고 하루 종일 앉아서 공부만 했는데 비만이 되지 않았던 것은 바로 본의 아닌 간헐적 단식 때문이 아니었을까 싶다.

이런 규칙적인 생활의 예는 군대에서도 찾아볼 수 있다. 신병 훈련 기간 4주 동안 뚱뚱한 사람은 살이 빠지고, 말라서 문제인 사람들은 오히려 살이 찌는 신기한 일이 벌어진다. 같은 시간, 같은 메뉴의 밥을 먹는데도 말이다.

단식원이나 다이어트 캠프도 비슷한 원리다. 실제로 단식원만 갔다 오면 살이 빠지고 다시 일상에서는 살이 찌는 것을 봤을 때 규율 안에서 건강한 음식만 먹어도 정상 체중을 유지할 수 있다는 사실이 새삼스럽지만은 않다.

간헐적 단식의 종류

간헐적 단식에 법칙이 정해져 있는 것은 아니지만 비교적 접근하기 쉬운 방식에 따라 크게 세 가지로 구분한다.

- 격일제 단식(ADF, Alternate-Day Fasting) : 하루는 완전 단식, 하루는 정상 식사를 반복하는 방법이다.
- 칼로리 제한 단식(CR, Caloric Restriction) : 5 : 2 간헐적 단식이 가장 흔하다. 일주일에 5일은 정상적으로 먹고 2일은 하루에 500~600kcal 정도로 제한한다.
- 시간 제한 식이(TRF, Time-restricted Feeding) : 일반적으로 하루에 일정 시간 공복을 길게 유지하는 형태이다. 16 : 8, 12 : 12 등의 방법이 주로 쓰이는데 쉽게 말해 하루 중 8시간 혹은 12시간 내에만 식사를 하고 나머지 시간은 공복을 유지하는 것이다.

간헐적 단식의 원리

간헐적 단식이 다이어트에 도움이 되는 기전은 크게 세 가지로 나눌 수 있다.

생체리듬 때문이다

생체리듬은 호르몬 분비, 신체 활동 기능, 수면 주기에 영향을 미친다. 24시간 주기에 맞춰져 있는 생체리듬이 불규칙적인 생활로 인해 망가지면 인슐린 저항성과 더불어 식이에 대한 혈당 반응이 증가한다. 따라서 결과적으로 체중이 증가하고 대사증후군의 발생 확률이 높아진다. 간헐적 단식은 규칙적인 식사 시간과 규칙적인 공복을 통해 생체리듬을 안정화하는 데 기여한다.

수면 등 생활습관과 연관되어 있다

음식 자체의 칼로리뿐만 아니라 섭취 시간이 중요하기 때문에 생활습관 패턴 자체와도 연관이 있다. 식사 시간이 늦어지고 수면과의 간격이 짧아지면 당연히 수면의 질이 저하될 수밖에 없다. 이러한 만성적인 수면 부족이 비만, 당뇨, 심혈관계 질환, 암 발생 위험을 높인다는 연구 결과가 있다.

장내 세균과 연관성이 있다

장내 세균은 식생활에 가장 영향을 가장 많이 받는데 간헐적 단식을 통해 장내 세균 구성에 영향을 줄 수 있다. 실제로 비만한 사람이 마른 사람이 가지고 있는 장내세균보다 섭취한 음식물에서 더 많은 에너지를 흡수할 수 있고 전체적인 에너지의 소모, 저장에 영향을 줄 수 있다고 알려져 있다. 또한 장내 이상 세균의 증식이 일어나면 혈당 조절이 어려워지는 불내성이 나타나기도 한다.

간헐적 단식의 적용

비만은 인슐린의 작용이고 모든 음식이 인슐린 농도를 어느 정도 높인다면 인슐린 농도를 낮추는 유일한 방법은 단식을 하는 것이다.

살다 보면 축하할 일이나 즐기고 싶을 때가 찾아온다. 그래서 마음껏 먹는 날도 있을 것이다. 마찬가지로 굶는 날도 있어야 하는데 그런 것 없이 거의 매일 마음껏 먹으면 문제가 되는 것이다.

사실 우리가 어떤 용어에 집착하면 세부적인 시행 방식 등에 너무 얽매일 수가 있다. 따라서 간헐적 단식이라는 용어에 집착하기보다는 그냥 일정 시간 굶는 시간을 가진다는 것에 초점을 맞출 필요가 있다.

누구나 자신한테 맞는 식사 패턴이 있기 때문에 앞서 언급한 것처럼 16 : 8이니 5 : 2니 하는 방법을 반드시 지킬 필요는 없다. 자신의 식습관을 파악하여 아침 공복을 길게 유지하거나 점심을 거르기 쉬운 주말에만 시도하는 등 맞춤형 단식을 하면 된다.

실제 굶는다는 것이 수면 시간을 포함하면 생각보다 어렵지 않다. 오후 7시 이전에 저녁을 먹고 다음 날 아침을 오전 7시에 먹어도 일단 12시간 공복은 달성된다. 여기에 아침까지 거르고 점심을 첫 끼로 먹으면 16시간 정도 공복이 된다. 공복이 너무 힘들 때는 인슐린을 자극하지 않는 물이나 아메리카노, 녹차, 육수 등 당분이 들어가지 않은 음료는 먹어도 무방하다.

끝장 다이어트를 완성하는 7단계 운동 전략

다이어트에서 운동은 진짜 1할?

옛날에는 몸을 일부러 움직여야 할 필요가 없을 정도로 생계 자체가 육체노동이었지만, 지금은 일부러 몸을 움직여야 건강을 유지할 수 있는 시대가 되었다. 신체를 최적화하고 활기 있게 살아가기 위한 수단으로서 운동은 빼놓을 수 없는 요소이다.

체중을 유지하는 데 운동의 역할은 중요하다. 스트레스 호르몬인 코르티솔 수치를 감소시키고 성장호르몬을 증가시켜 쉽게 살이 찌지 않게 만든다. 또한 운동으로 인한 근육 증강, 기초대사량 증가는 체중을 유지하는 데 매우 중요하고 다이어트 후 몸의 실루엣을 결정하기 때문에 결코 간과할 수 없는 부분이다.

하지만 다이어트에서 운동만을 금과옥조로 삼고 식단 조절 없이 운동만 하는 경우 체중감량의 효율성이 떨어진다. 이전 장에서 살펴본 것처럼 비만을 칼로리만으로 설명할 수 없기 때문에 무작정 활동량을 늘리는 것보다는 잘못된 식습관을 바로잡는 것이 훨씬 더 중요하다.

또한 과도한 근력운동 후에 오히려 식욕이 증가하는 경우에는 운동을 하지 않고 식단 조절만 하는 것이 체중감량에 더 유리할 수 있다. 사례를 들자면 근력운동을 하루 3시간씩 해서 근육은 많은데 스트레스성 폭식으로 몸무게가 올라가는 남자가 있었다. 일반적인 경우와 다르게 운동량이 문제가 되는 것이 아니기 때문에 오히려 스트레스 관리와 식습관 개선만으로도 체중을 감량할 수 있었다.

비율을 정확하게 나누긴 어렵지만 비만클리닉에서는 이해하기 쉽게 운동은 1할의 역할이라고 말한다. 운동을 하더라도 처음에는 가벼운 산책 등 유산소 운동을 강조하고 목표 체중으로 감량한 후 유지 기간으로 넘어갈 때 비로소 근육운동을 강조한다.

기초대사량보다 더 중요한 총에너지 사용량

흔히 기초대사량(BMR, Basal Metabolic Rate)을 높여야 체중감량과 유지에 도움이 된다고 이야기한다. 이때 기초대사량은 하루 종일 누워만 있어도 소모하는 열량을 말한다. 나이, 성별에 따라 다르고, 통상적으로 근육량이 많을수록 기초대사량이 높은 것으로 알려져 있다.

하지만 기초대사량보다 중요한 것이 바로 하루 총에너지 사용량(TDEE, Total Daily Energy Expenditure)이다. 이는 기초대사량에 활동성 열량(EAT, Exercise Activity Thermogenesis), 비활동성 열량(NEAT, Non-Exercise Activity thermogene sis), 그리고 소화작용에 필요한 열량(TFF, Thermic Effect of Food)을 더한 것으로 다음과 같은 식으로 구성된다.

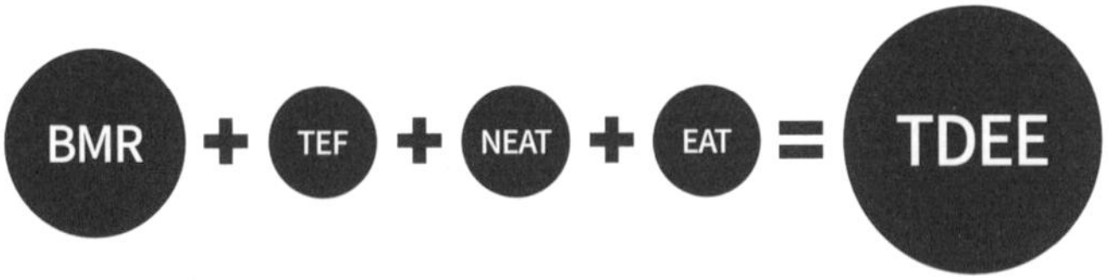

여기에서 기초대사량은 하루 총에너지 사용량의 60~70%이고 TEF는 우리가 음식물을 소화하는 데 사용되는 열량이다. TFF는 전체 TDEE의 10~15%로 무시할 수 없는 수치이

지만 이것 역시 우리가 조절할 수 없는 부분이다.

이제 남은 것이 EAT와 NEAT인데 EAT는 운동, NEAT는 일상생활의 움직임으로 소모되는 열량이다. 운동을 통해 EAT를 늘리는 것이 전통적으로 운동을 강조하는 다이어트 방식이었다면 생활 속에서 움직임을 늘리는 것을 강조하는 방법은 NEAT를 중요시하는 것이다.

NEAT 역시 하루 총 칼로리 소비량의 15%는 되기 때문에 마른 여자라 해도 300kcal, 건장한 남성은 400~500kcal나 되는 무시할 수 없는 수치다. 2020년 초 코로나19 바이러스로 인해 재택근무를 하거나 집에 머무는 시간이 많아지면서 체중이 불어난 '확찐자'가 늘었다는 얘기를 들어본 적이 있을 것이다. 출퇴근을 하면서 NEAT로 소모되던 열량이 차곡차곡 쌓여 체중이 증가한 것이다.

한때 NEAT 다이어트라는 방법이 마치 새로운 다이어트처럼 등장한 적이 있는데 특별히 새로운 다이어트가 아니고 위에서 살펴보았듯이 운동 이외의 일상생활의 움직임을 늘리는 방법이다. NEAT를 생활 속에서 늘리는 방법은 엘리베이터 대신 계단을 이용하는 방법, 마트에서 카트 대신 장바구니를 이용하는 방법, 통화할 때 일부러 한자리에서 하지 않고 돌아다니는 방법 등이 있다.

| 체충감량을 돕는 운동 7단계 |

1단계	출퇴근 걷기, 생활 움직임 정도
2단계	30분 이상 속도 신경 써서 산책
3단계	계단 오르기(생활운동 중 최고봉)
4단계	필라테스, 조깅, 등산, 테니스, 탁구 등
5단계	자유 헬스, 자유 수영
6단계	PT, 수영 강습
7단계	고강도 인터벌 운동, 크로스핏, 마라톤

7단계 운동 전략

운동의 단계가 명확히 정해져 있는 것은 아니지만 진료실에서 상담한 내용을 토대로 단계를 구분했다. 개인의 체력과 상황에 맞춰 적용할 수 있다.

1단계는 운동에 들어가지는 않지만 충분히 칼로리 소모에 기여하고 있는 출퇴근 걷기 혹은 생활 움직임이다. 앞서 설명한 비활동성 열량인 NEAT에 해당한다.

2단계로 한 단계 더 나아가 일상생활에서 쉽게 할 수 있는 운동으로는 30분 이상 산책이 있다. 이때 일부러 속도에 신경을 쓰면서 걷고 난 후 땀이 송골송골 맺힐 정도는 되어야 한다. 무릎이 아프거나 운동을 처음 시작하는 사람들에게 알맞다. 운동을 즐기지 않는 상태에서 비만클리닉에 오는 사람들에게 처음으로 권하는 단계이다.

3단계는 시간과 돈을 들이지 않는 생활운동 중에 최고봉인 계단 오르기다. 하체 근력운동과 함께 유산소운동을 병행할 수 있다. 요즘은 아파트에 거주하는 사람들이 많으므로 엘리베이터 대신 가볍게 계단 오르기를 시도해볼 수 있다. 층수가 높은 경우 처음에는 한 번에 오르는 것을 목표로 하지 말고 두세 번으로 나누어 올라가다가 최종적으로는 한 번에 오른다.

4단계는 따로 시간 내어 하는 운동들이다. 젊은 여성들이 가장 많이 하는 필라테스나 조깅, 등산 등 취미활동이 해당된다.

5단계는 근력운동이 추가되기 때문에 강도가 높아진다. 그리고 같은 헬스와 수영이라 할지라도 전문가의 지도하에 제대로 된 PT나 수영반을 등록해서 하는 운동을 6단계로 설정했다. 제대로 된 PT란 전문적인 트레이너의 정확한 지도하에 시간을 허투루 쓰지 않고 하는 개인 트레이닝을 말한다.

7단계 최고 난이도로는 고강도 인터벌 운동(HIIT)이 있다. 말 그대로 강도를 최대로 끌어올리는 것을 수차례 반복하는 운동인데 한 가지 방법만 있는 것은 아니다. 예를 들어 실내자전거를 최고 속도로 5분간 타고 쉬기를 3세트 반복하는 것, 계단 오르기도 10층까지 쉬지 않고 뛰어오르기를 서너

차례 반복하는 것도 고강도 인터벌 운동이 된다. 크로스핏도 비슷한 원리로 무게를 이용하는 저항 운동을 계획된 세트로 시행하는 단체운동이다.

고강도 인터벌 운동은 운동할 때뿐만 아니라 운동이 끝난 이후에도 약 18~24시간 동안 인슐린 저항성을 개선하는 효과가 있어 다이어트에 최적의 운동이라고 할 수 있다.

비타민, 미네랄 등의 영양제가 다이어트에 도움이 된다

잘 먹어야 살이 빠진다

다이어트라고 하면 무조건 굶어야 한다고 생각하기 쉬운데 오히려 못 먹어서 살이 찌는 경우도 있다. 우리 몸에 필요한 영양 성분은 크게 두 가지로 나뉘는데 바로 탄수화물, 단백질, 지방 등 다량영양소(macronutrients)와 비타민, 미네랄 등 미세영양소(micronutrients)이다. 미세영양소는 직접적인 연료로 사용되지는 않지만 호르몬의 원활한 합성을 돕고 대사작용을 증진시켜 전체적인 몸의 균형을 맞추는 역할을 한다.

이러한 미세영양소는 가공식품이 아닌 채소, 과일 등의 자연

식품에 풍부한데 바쁜 현대인들의 식단은 점차 가공식품의 비율이 높아지고 있다. 이 경우 칼로리는 넘치는데 자연식품에서 얻을 수 있는 비타민과 미네랄이 부족하다 보니 신체의 효율이 떨어지면서 살이 찌게 된다. 이럴 때는 굶어야 하는 것이 아니라 식단을 자연식품 위주로 바꾸거나 몸의 자정 능력을 높이기 위해 미세영양소를 따로 섭취하는 것이 오히려 다이어트에 도움이 된다.

비만은 일종의 염증 상태이다

몸속에 과도한 지방이 쌓이면 지방조직에서 염증을 일으키는 물질이 분비되어 전신이 만성 염증 상태가 된다. 그 결과 몸이 무겁고 쉽게 피로를 느끼며 비타민C, 셀레늄, 코엔자임Q10 같은 항산화 영양소들이 쉽게 고갈된다. 따라서 비만 환자는 다이어트를 할 때 인체의 활성산소, 염증, 독성지방을 줄이거나 장을 활성화하는 영양제를 보충하는 것이 좋다.

장내 상태도 문제다. 우리 몸에는 좋은 작용을 하는 유익균과 나쁜 작용을 하는 유해균이 장 속에 공존하는데 장 속 세균을 모두 합치면 1~1.5kg이나 된다. 이 세균들은 장으로 유입된 음식물을 분해하고 영양분이 혈액으로 흡수되도록 도우며 젖산균이 젖산을 생성해 장의 연동운동을 활발하게 하는 등 많은 역할을 한다.

그런데 유해균이 유익균보다 더 많아지면 독소와 노폐물이 쌓여 면역 기능이 떨어지고 간에 부담을 주는 것은 물론 살이 잘 찌는 체질로 변하기 쉽다. 개별 유해균의 역할 역시 속속들이 밝혀지고 있는데 특히 피르미쿠테스균이나 엔테로박터균은 섭취한 칼로리를 지방으로 전환하는 특성이 있어 그 수가 많아질수록 비만이 될 확률도 높아진다.

따라서 비타민, 미네랄 이외에 식이섬유나 프로바이오틱스를 섭취하는 것도 일정 부분 다이어트에 도움이 된다. 필요하다면 병원에 방문하여 장내 세균 치료 및 간 해독 치료를 받을 수 있다.

다이어트에 도움을 주는 비타민, 미네랄

다음은 식품이나 영양제로 챙겨 먹어도 좋은 다이어트에 도움이 되는 대표적인 미세영양소다. 각각의 기능과 많이 함유되어 있는 음식을 소개한다.

비타민B군

탄수화물, 단백질, 지방 대사에 필수적인 성분으로 우유, 치즈, 생선, 견과류 등에 풍부하다.

비타민C

강력한 항산화제인 비타민C는 지방 산화와 더불어 체중 감량에 영향을 준다. 그뿐만 아니라 면역력을 높여주고 피부의 콜라겐 생성에도 관여한다. 귤, 오렌지, 블루베리, 녹차, 고추, 마늘 등에 풍부하다.

비타민D

체지방 축적을 억제하며 지방 연소에 도움이 된다. 연어, 고등어 등 기름진 생선이나 간유, 난황 등에 많이 함유되어 있으나 음식을 통한 섭취는 제한적이므로 햇빛을 통해 직접 생산하는 것이 중요하다.

마그네슘

포도당을 글리코겐 또는 에너지로 전환하거나 아미노산을 단백질로 합성하는 과정에서 필요한 미량 원소이다. 인슐린 저항성 안정에 기여하고 내장지방 축적도 예방하는 역할을 한다. 마그네슘이 많이 함유된 음식으로는 녹색 채소와

해조류, 현미, 콩, 견과류 등이 있다.

크롬

지방을 분해하고 근육 생성을 도우며 인슐린 작용을 도와 당 대사에도 매우 중요한 역할을 한다. 크롬이 풍부한 음식으로는 소고기, 버섯, 브로콜리, 통곡류, 치즈 등이 있다.

아연

인슐린 합성과 분비에 필요한 영양소다. 또한 식욕 억제 호르몬인 렙틴 분비를 촉진하는 것으로도 알려져 있다. 아연이 풍부한 음식으로는 굴, 조개 등의 어패류와 견과류 등이 있다.

코엔자임Q10(코큐텐)

세포 안에서 에너지를 만들어내는 미토콘드리아 속에 들어 있다. 따라서 에너지 대사를 원활하게 해서 대사 효율성을 높인다. 또한 우리 몸에 노화를 일으키는 활성산소를 막아주는 강력한 항산화제로서 만성 염증을 예방하는 역할을 한다. 체내에서 생성 가능하지만 나이가 들수록 감소하여 50대 이후에는 영양제 형태로 섭취할 것을 권유한다.

| 효능에 따른 비타민, 미네랄 섭취 |

효능	성분
고지혈증개선 및 미세염증조절	오메가3지방산
항산화, 항염증	비타민C
만성피로 호전, 에너지 생성	비타민B1,2,3,12, 비타민C, 비타민D, 엽산, 아연, 셀레늄, 마그네슘
스트레스 완화, 기초대사량 조절	비타민B6,12, 비타민C, 판토텐산, 아연, 마그네슘
심혈관질환 위험인자 조절	비타민B2,6,12, 엽산, 콜린
혈당조절에 도움	비타민B1,2,3,4,5,7,12
뼈 건강, 면역력 개선	비타민D
심혈관질환 예방, 혈관 내 칼슘 제거	비타민D, 비타민K
심혈관질환 예방, 에너지 생성	코엔자임Q10
DHEA 보충, 부신 강화, 호르몬 균형	비타민C, 비타민B1, 니코틴산아미드
수면 조절 및 기분 조절	아연, 셀레늄
면역 증가 및 염증 조절	아연
항산화제, 면역 증가	셀레늄, 비타민E
지방 합성 억제, 체지방 감소	비타민B1

오메가3지방산

간에서 지방이 합성되는 것을 억제하며 간과 근육에서 지방이 에너지원으로 사용되는 것을 돕는다. 또한 인슐린 저항성을 개선해 중성지방 수치를 낮추는 치료제로도 사용된다. 널리 알려져 있듯이 등 푸른 생선에 많이 함유되어 있다.

알파리포산

강력한 항산화제로서 인슐린 저항성을 개선하며 공복 혈당 감소에 도움을 준다. 또한 세포의 에너지 소비를 증가시키고 지방 분해를 촉진하여 체중 감소 효과를 나타낸다. 육류, 시금치, 브로콜리, 토마토 등에 많이 함유되어 있다.

비만 호르몬을 잡아라

매체에서도 비만 호르몬을 많이 다루면서 렙틴이나 그렐린 같은 호르몬의 구체적인 역할까지 알고 있는 사람들이 많다. 불과 10~20년 전만 해도 적게 먹고 많이 움직여야 한다는 칼로리 이론만으로 비만을 설명했다. 그러나 비만의 유병률이 점점 높아지고 연구가 비약적으로 발전하면서 비만 이론의 패러다임도 점차 호르몬 이론으로 바뀌고 있다. 이런 연구들을 바탕으로 지방의 누명이 벗겨지고 케토제닉(ketogenic) 식단, 간헐적 단식 등이 등장했다고 해도 과언이 아니다.

실제로 체지방 생성과 유지에는 호르몬이 깊게 관여한다.

체내에서 지방 조절은 마치 숨 쉬는 것처럼 자동적으로 이루어지는데 이때 관여하는 호르몬으로 인슐린, 코르티솔, 렙틴, 그렐린, 호르몬 민감 지질분해효소(Hormone Sensitive Lipase) 등이 있다.

저장 호르몬,
인슐린

제1형 당뇨병은 인슐린 생성에 문제가 생겨 혈당이 올라가는 것이다. 인슐린은 피 속의 포도당을 필요한 세포에 넣어주는 역할을 하는 호르몬이다. 체지방 생성에도 관여하며 쉽게 비유하자면 저장 호르몬 역할을 한다고 볼 수 있다.

적당한 음식이 들어와 적당한 양의 인슐린이 출동하여 기능을 수행하면 인슐린 민감성에도 문제가 없고 살이 잘 찌지도 않는다. 하지만 문제는 인슐린 저항성이다. 비만의 시작은 인슐린 반응을 촉발하는 음식의 과량 섭취일 수 있으나 시간이 갈수록 인슐린 저항성이 더 큰 영향력을 발휘한다.

인슐린 저항성이란 인슐린의 양은 부족하지 않은데 받아들이는 수용체의 기능이 떨어져 전체적으로 인슐린이 효율적으로 작용하지 못하는 상황을 말한다. 쉽게 말해 인슐린은 넘쳐나는데 효율적으로 일하지 못해 놀고 있는 인슐린이 많다는 것이다. 이러한 인슐린 저항성은 성인 당뇨병의 대부분을 차지하는 제2형 당뇨병의 발생 원리이자 대사증후군의 시발점이기도 하다. 또한 인슐린 저항성이 비만을 다시 강화하는 악순환이 발생해 뚱뚱한 사람은 더 뚱뚱해진다.

인슐린 저항성의 해결책은 공복 시간을 늘려 인슐린을 쉬게 해주는 것이다. 간헐적 단식 역시 이 원리를 바탕으로 하고 있다. 한편 당류를 제외한 채소 위주의 신선식품을 섭취해 음식을 먹었지만 공복이라는 착각을 유도하는 단식모방식이(Fasting Mimicking Diet) 또한 해결책이 될 수 있다.

코르티솔은 인슐린을 증가시킨다

스트레스 호르몬이라고도 불리는 코르티솔은 인슐린 저항성을 악화시키는 요인이다. 만성적인 스트레스 상황에서 우리 몸은 필요할 때 바로바로 당분을 에너지로 쓰기 위하여 혈당이 높은 상태를 유지한다.

이러한 상태가 오랜 기간 지속되면 인슐린 분비가 촉진되고 결국에는 인슐린 저항성이 발생한다. 또 코르티솔은 인슐린 민감도를 높이는 아디포넥틴(Adiponectin)의 기능을 억제하기도 한다.

여기서 말하는 스트레스는 심리적인 스트레스가 아닌 생리적인 스트레스를 말한다. 현대인의 대표적인 생리적 스트레스 요인으로 수면 부족, 좌식 생활로 인한 운동 부족, 가공식품 섭취로 인한 미세영양소 부족, 흡연, 음주 등을 들 수 있다.

단순한 음식 섭취의 조절로 체중이 빠지지 않는다면 만성적 스트레스 상황이 아닌지 점검해볼 필요가 있다. 코르티솔을 낮출 수 있는 생활습관의 변화만으로도 체중감량에 도움을 줄 수 있다.

렙틴은 배부름 호르몬이다

렙틴은 지방세포에서 만들어져 뇌에 포만감을 전달하는 호르몬이다. 체내에 적당량의 지방을 보존하기 위해 지방조직이 뇌에게 전하는 신호라고 볼 수 있다. 렙틴 역시 인슐린처럼 분비량과 별개로 저항성이 발생하는 것으로 알려져 있다. 렙틴이 적절히 작용하지 못하여 더 많은 지방을 생성하기 위해 더 많이 먹으라고 신호를 보내는 것이 렙틴 저항성이다.

렙틴 저항성의 원인 역시 안 좋은 습관과 관련이 큰데, 수면 부족, 운동 부족, 스트레스 등이 그것이다. 〈스포츠 의학 저널〉에 발표된 렙틴과 운동의 상관성을 다룬 연구에 의하면 성별과 연령에 관계없이 2주 이상 규칙적인 운동을 하면 렙틴 저항성이 감소한다고 알려져 있다(Fedewa, Michael V., et al., 2018).

허기를 느끼게 하는 그렐린

그렐린은 렙틴과 반대의 역할을 하는 호르몬이다. 그렐린은 위장에서 분비되는데 위장이 비었을 때 뇌에 공복을 알리는 역할을 한다. 따라서 공복 상태에 분비량이 크게 늘었다가 식사를 해서 음식물이 들어오면 분비량이 급격히 떨어진다. 그렐린 분비량은 사람마다 다르지만 평소 식사량이 많아 위가 커졌다고 표현하는 사람은 그렇지 않은 사람에 비해 그렐린의 분비량이 많기 때문에 더 많은 양의 음식을 먹어야 하는 것이다.

호르몬 민감 지질분해효소

호르몬 민감 지질분해효소(HSL)의 주된 작용은 인체에 저장된 지방을 분해하고 유리지방산으로 전환하여 에너지원으로 제공하는 것이다. 위의 호르몬들과 달리 직접적으로 지방 분해에 관여하는 효소이다. 최근에는 이런 HSL의 기능을 강화하는 대사 치료가 가능해지면서 비만 치료에 응용되고 있다. 대표적으로는 HSL의 인산화를 돕는 산화질소와 마그네슘 등의 영양 성분을 보충해주는 방법이 있다.

갑상샘 호르몬과 부신 호르몬을 체크하라

직접적으로 비만을 유발하는 것으로 알려진 호르몬에는 앞에서 살펴본 인슐린, 코르티솔, 렙틴 등이 있다. 하지만 이런 호르몬들은 검사하기 쉽지 않고 검사를 한다고 해도 치료제를 쓰기보다는 식이 조절을 해야 한다.

반대로 갑상선, 부신, 여성 호르몬 등은 직접적인 비만 유발 호르몬은 아니지만 다이어트에 매우 지대한 영향을 줄 수 있기 때문에 간단하게 호르몬을 보충하는 것으로도 비만 치료를 할 수 있다. 갑자기 체중이 증가했거나 다이어트를 결심했을 때 반드시 병원에 가서 체크해봐야 할 호르몬들이다.

갑상샘 호르몬과 체중의 관계

갑상샘 호르몬은 체중과 떼려야 뗄 수 없는 호르몬이다. 갑상선은 우리 몸의 에너지와 체온 등을 조절하는데 갑상샘 호르몬의 과부족에 따라 몸에 이상 징후가 나타날 수 있다.

갑상선 기능이 저하되면 무기력하고 쉽게 지치고 추위를 많이 타며 가장 중요한 것은 체중이 증가한다는 것이다. 특히 단기간에 갑작스럽게 체중이 증가하는 경우 갑상선 저하증을 반드시 의심해보아야 한다.

가장 흔한 것은 자가면역질환에 의한 일차성 갑상선 저하증이다. 기타 바이러스 감염 때문에 갑상선염이 발생하거나 출산 후에도 일시적으로 갑상선 저하증이 나타나기도 한다.

한편 혈액 검사에서는 갑상선 기능이 정상이지만 말초조직에서 갑상샘 호르몬이 제대로 일을 하지 못하는 유형의 기능저하증도 있다. 이 경우 말초조직에서 호르몬 전환을 유도하는 약을 쓰면 갑상샘 호르몬의 효율이 올라가면서 체중감량에 도움이 되기도 한다.

| 부신의 구조와 기능 |

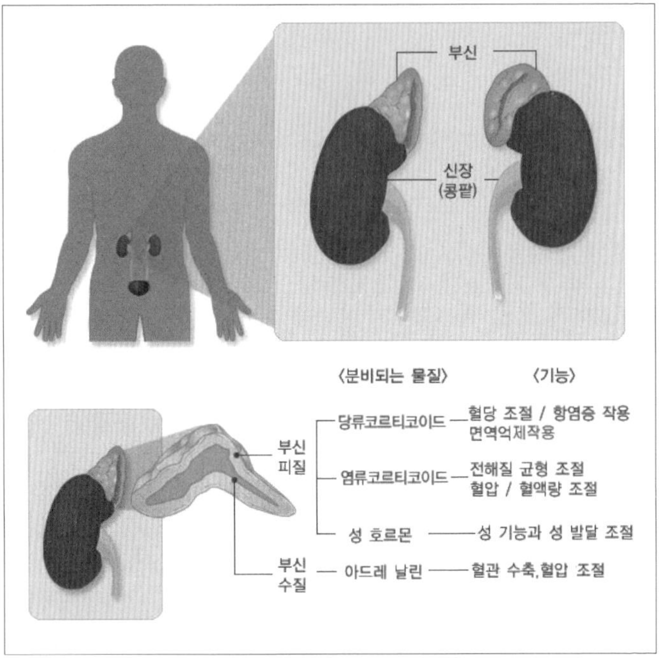

출처: 질병관리본부 국가건강정보포털

부신 호르몬이 체중 증가에 영향을 미친다

부신 호르몬은 양쪽 신장 위의 세모난 모양의 부신이라는 기관에서 생산하는 호르몬으로 수로피로 호르몬으로 알려져 있다. 부신에서는 약 10여 개의 호르몬을 만들어 몸의 활력을 유지하는 역할을 하는데 우리 몸이

스트레스에 장기간 노출되는 경우 부신 호르몬의 생산에 이상이 생기면서 만성피로를 느낀다.

또한 부신 호르몬에 이상이 생기면 당분이나 염분이 들어간 음식을 찾게 되고 카페인에 대한 갈망도 심해진다. 따라서 식이 조절에 실패하여 체중이 증가하면 부신 기능이 더 저하되는 악순환을 겪는다.

한편 우리 몸의 호르몬 담당 기관은 몇 가지 축으로 대부분 연결되어 있다. 따라서 부신 기능이 저하되면 갑상선 기능도 같이 저하되어 있을 가능성이 높아 체중 증가를 더욱 악화할 수 있다.

체중과 피로의 상관관계

체중 관리를 하기 위해 비만클리닉을 찾는 사람들 중에 높은 비율로 같이 호소하는 증상이 바로 피로감이다. 이럴 때는 단순 비만이 아니라 피로를 유발할 수 있는 호르몬을 반드시 살펴보아야 한다. 반복적이고 지속적인 스트레스에 대한 인체의 반응이 적응 능력을 초과할 경우 부신 기능이 떨어지고 각종 증상들이 나타나는데 이를 '부신 피로증후군'이라고 한다.

부신 피로의 특징적인 증상은 부신이 만들어내는 코르티솔의 일주기와 연관 지어 생각해볼 수 있다. 코르티솔은 아침에 분비량이 늘어나는 것이 정상인데, 부신 기능이 저하되면 코르티솔 분비 기능이 떨어져 아침의 피로가 극대화된다. 오전을 버티고 조금 살만 하다 싶다가도 오후 서너 시만 되면 다시 피로가 밀려오고 이때부터 카페인으로 버티는 경우가 많다.

자주 어깨가 뭉치고 항상 속이 더부룩하고 월경전증후군, 월경통 등이 심하다면 더욱 가능성이 높다. 이 밖에도 우울감, 불면증, 어지러움, 집중력 저하, 기억력 감퇴, 브레인 포그(brain fog, 머리에 안개가 낀 것처럼 생각과 표현을 분명하게 하지 못하는 상태) 증상도 부신 피로와 연관이 큰 것으로 알려져 있다.

모발 미네랄 검사, 타액 호르몬 검사 등의 방법으로 진단할 수 있고 혈액검사로는 코르티솔과 그에 대응하는 DHEA(부신에서 생성되는 생식 호르몬)라는 호르몬의 수치를 보는 방법이 가장 널리 쓰인다.

부신 피로가 아직은 증후군의 개념이기 때문에 딱 떨어지는 치료약이 있는 것은 아니다. 부신을 건강하게 유지하기 위해서는 부신을 혹사하는 카페인, 탄산음료, 정제 탄수화물 등을 피하고 비타민B군이 함유된 녹색 채소, 미네랄과 오메가3 등이 풍부한 음식을 섭취해야 한다.

가장 중요한 것이 각종 스트레스로부터 벗어나는 것이기 때문에 결국 앞서 살펴본 수면과 심리적 스트레스, 운동 등 총체적인 생활과 연결되어 있다. 체중이 줄어 피로가 회복되고 몸이 좋아져서 체중이 더 빠지는 선순환이 이루어져야 진정한 다이어트라고 할 수 있다.

5장

타입별 맞춤 다이어트 처방

10~20대 여성 : 적절한 몸무게부터 설정하자

목표 설정부터 제대로 한다

예전에는 대학에 가면 살이 저절로 빠진다고 고등학생 때는 살이 좀 찌더라도 많이 먹고 힘내서 공부해야 한다며 다이어트를 쉬쉬하는 경우가 많았다. 하지만 요즘 청소년들은 10대부터 마른 몸매를 가지기 위해 다이어트를 시작하는 경우가 늘고 있다. 더구나 소아비만에 대한 경각심이 워낙 높다 보니 걱정하는 부모님 손에 끌려온 청소년들도 종종 볼 수 있다.

개중에 정말 비만에 해당되어 다이어트가 필요한 사람도

있지만 다이어트에 대한 잘못된 환상을 품고 오는 사람도 종종 있다. 대표적으로 연예인처럼 무조건 말라야 한다고 생각하는 것이다.

평범한 여대생 A양은 키가 170cm에 몸무게가 52kg밖에 되지 않는다. 누가 봐도 굉장히 말라 보이고 창백해서 뺄 살이라고는 도저히 없어 보였다. 하지만 4kg만 더 빼서 48kg이 되면 좋겠다고 했다. 이유를 물어보니 그 정도는 되어야 걸그룹 표준이라고 하며 구체적인 표까지 제시했다. 특히 10~20대 젊은 여성일수록 외모에 민감하고 또래 평판에 과하게 반응하다 보니 이런 경우를 흔히 볼 수 있다.

하지만 오답을 들고 온 것이다. 다이어트는 저마다 이유와 목표가 있지만 기본적으로는 건강이 전제되어야 한다. 표준 몸무게는 괜히 있는 것이 아니다. 적당량의 근육과 체지방이 있어야 우리 몸은 정상적인 기능을 수행할 수 있다. 정상 체중 미만으로 과도한 다이어트를 하면 우리 몸은 자체적으로 보호를 위해 대사를 떨어뜨리기 때문에 활력이 떨어지고 하루 종일 피로할 수밖에 없다. 또 극단적으로 체지방을 줄여 10kg 미만까지 살을 빼는 경우 월경이 끊기고 정상적인 배란이 일어나지 않는다.

따라서 체질량지수 기준 18.5~22.9kg/m^2을 벗어나지 않는 범위에서 활력을 유지할 수 있는 체중을 설정해야 과도한 다이어트로 인해 몸이 상하는 것을 막을 수 있다.

근육이 부족한 마른 비만

체형에 대한 불만 때문에 체중감량을 해야 한다고 착각하는 경우도 흔한데 대표적으로 마른 비만이다. A양처럼 근육이 없어 극도로 가느다란 팔은 만족스러운데 상대적으로 본인의 하체가 두껍다고 생각하는 것이다. A양은 시술을 해서라도 다리를 팔처럼 얇게 만들고 싶다고 했다. 하지만 이런 경우 다리가 얇아져야 하는 것이 아니라 근력운동을 통해 팔에 근육을 붙이는 것이 훨씬 보기에도 좋고 건강에 도움이 된다.

실제로 A양은 체중은 굉장히 적게 나가지만 체지방률은 31%로 적은 편이 아니었다. 전통적으로 BMI(체질량지수)만 기준으로 한다면 A양은 BMI 18kg/m^2 정도로 마른 편이지만 체지방률만 봤을 때는 경도비만으로 분류되기도 한다. 저체중이지만 체지방률이 높은 일명 마른 비만 유형에 속하는 것이다.

마른 비만은 직접 체지방률을 측정해보지 않으면 경각심을 가지기 어렵다. 그래서 A양처럼 체중을 더 내리기 위해 다이어트를 해야 한다고 착각할 가능성이 높다.

마른 비만은 체중을 내리기 위해 노력하기보다 같은 몸무게를 유지하면서 근육량을 늘려 전체적인 체지방률을 낮추는 것이 더 현명하다. 실제 같은 1kg이라 하더라도 지방 1kg는 근육 1kg에 비해 20%나 부피가 더 나간다. 따라서 같은 몸무게라고 하더라도 체지방이 줄고 근육이 늘면 외형이 많이 달라지고 옷맵시에서 큰 차이를 보인다.

식습관 패턴부터 점검하자

마른 비만에 해당하는 젊은 여성들의 식단에는 크게 두 가지 문제점이 발견된다. 첫 번째는 단백질 섭취가 많이 부족하다는 것이고, 두 번째는 식사가 매우 불규칙하다는 것이다. 한두 끼를 몰아서 먹거나 어느 날에는 폭식, 어느 날에는 소식을 하는 것이다.

빵이나 과일 같은 좋아하는 음식만 필요할 때마다 정말 쥐똥만큼 먹고 기운이 없으니 거의 연명하듯이 커피를 마신다. 본인도 쉽게 피곤해지는 것을 인정하고 매사에 집중이 안 된다고 하는데 그것이 식습관 때문인지는 몰랐다고 한다. 현대판 영양실조가 따로 없다.

영양성분의 1일 권장량은 괜히 있는 것이 아니다. 필요한 단백질과 지방은 섭취해야 일상생활을 지장 없이 수행할 수 있는데 말라야 한다는 강박에 사로잡히다 보니 건강을 해치는 것이다. 마찬가지로 근력운동 역시 중요하다 다이어트를 위한 유산소운동에만 집착하기보다는 스쿼트, 계단 오르기 같은 가벼운 근력운동부터 시작해서 도구를 쓰는 근력운동까지 점차적으로 늘려나가는 것이 좋다.

지금 A양의 몸무게는 52kg으로 동일하지만 근력운동과 식습관 변화로 처음보다 체지방은 2kg 감량되고 근육량이 2kg 늘었다. 몸에 활력이 생긴 것은 물론이고 외형적으로도 다리 두께가 줄고 훨씬 날씬해 보인다며 만족해했다. 단백질을 챙겨 먹고 취미로 운동을 하게 된 것이 다이어트 클리닉을 이용한 가장 큰 수확이라고 한다.

임신과 출산 :
산후 관리도 때가 있다

임신 전후 체중 관리

산후 비만이 되지 않으려면 임신 전에도 체중 조절이 필요하고 적정한 몸무게에서 임신하는 것이 바람직하다. 임신 전 몸무게가 중요한 이유는 임신 성공률에도 영향을 주기 때문이다. 체지방이 부족하면 자궁내막에 영양이 원활하게 공급되지 않아 착상이 어렵고 저체중으로 인한 호르몬 불균형이 나타날 수 있다. 또 반대로 체중이 많이 나가는 경우에는 자연 유산율이 높아지며 임신 중독증 및 합병증 발병의 위험이 증가한다.

임신 중에 체중 증가는 일반적으로 9~12kg이 정상이다. 먹을 것이 부족했던 시절에는 임신 기간에 무조건 많이 먹어야 하는 것이 미덕이었다. 하지만 요즘은 산모들도 미리 체중 관리를 한다. 임신 중 태아를 위해 양질의 음식을 섭취하는 것은 좋으나 임신을 이유로 무조건 2인분씩 먹다 보면 걷잡을 수 없이 살이 찌고 임신성 당뇨가 생기기도 한다.

임신 기간의 체중 증가는 태아, 태반, 양수, 그리고 수분 축적으로 이루어진다. 출산 직후에 아기와 태반, 양수가 빠지더라도 여전히 몸무게가 5~7kg 남는데 이것은 보통 수분 축적 때문이다. 분만 후 산후조리가 부실하면 수분 배출이 원활하지 않아 체중감량이 느리고 과잉 칼로리 섭취까지 겹치면서 산후 비만으로 이어질 수 있다.

산후 비만 관리

분만 후부터 6주까지를 '산욕기'라고 하며 이 시기의 관리가 산후 비만을 좌우한다. 정확히 분만 후 언제부터 다이어트를 시작해야 한다고 정해진 것은 없지만 한두 달 정도는 몸을 회복하는 데 신경 쓰되 수유 종료 시점이나 직장 복귀 시점을 고려하여 결정한다. 일반적으로 산후 3주까지 7~9kg 감소되는 것이 정상이고 출산 후 2개월이 지나면 얼추 출산 전 체중으로 돌아온다.

그리고 3개월 후부터는 체중뿐만 아니라 컨디션도 임신 전 상태와 비슷하게 회복되는데, 이때 체중이 다 돌아오지 않았다면 적극적으로 다이어트를 고려해야 한다. 이 시기를 넘기면 몸무게가 고착될 가능성이 높기 때문이다. 출산 후 6개월이 지나도 정상 체중으로 돌아오지 않는다면 산후 비만이라고 할 수 있다.

산후 비만을 예방하기 위해 모유 수유는 필수이다. 아이에게 젖을 먹일 때 옥시토신이 분비되어 자궁 수축을 도와 산욕기 회복도 빠르고 모유 수유 자체의 칼로리 소모도 크기 때문이다. 가능하면 아이가 이유식을 시작하는 6개월까지 모유 수유를 하는 것이 다이어트에도 유리하다.

모유 수유와 다이어트 사이에서 칼로리 섭취 때문에 고민하는 엄마들도 많다. 수유에 필요한 열량은 하루 300~500kcal 정도이다. 하지만 젖을 잘 생성하기 위해 이보다 과다한 열량을 섭취하다 보면 산후 비만이 될 가능성이 높다. 모유 수유를 한다고 저절로 다이어트가 되는 것은 아니기 때문에 과도한 열량 섭취는 경계할 필요가 있다.

모유 수유 중에 다이어트를 위해 병원을 찾아 도움을 받고 싶다면 어떻게 해야 할까? 수유를 하는 동안에는 다이어트 약을 쓸 수가 없고, 수유를 하지 않는다면 보통 6주 후, 수유 중이라면 약 6개월째 이유식을 시작하면서 다이어트 약을 복용할 수 있다.

출산과 출산 사이 체중 관리의 중요성

출산 후 다이어트가 중요한 이유는 제때 체중감량을 하지 않은 산후 비만 상태에서 둘째를 임신하면 최고 몸무게를 경신할 수 있기 때문이다.

36세 두 아이의 엄마 B씨도 마찬가지였다. 첫째 아이 임신 당시 15kg이 증가하였고 10kg 정도만 감량한 상태에서 둘째를 임신, 출산하고 역시 7kg이 더해져 결혼 당시보다 12kg 정도 증가한 상태였다. 161cm에 70kg으로 계속 인생 몸무게를 경신하고 있었지만 두 아이의 육아 때문에 어느 정도 늘어난 몸무게에 금방금방 적응하고 있었다. 그러다 이대로는 안 되겠다 싶어서 병원을 찾은 것이다.

운동은 꿈도 못 꾸고 5년간 두 번의 출산 이후 몸무게는 계속 올라가고 있었다. 그렇다고 호르몬의 변화가 올 시기도 아니었고 회사 생활로 스트레스를 받고 있는 상황도 아니었다. 단지 관성에 따라 몸무게가 올라가는 것이 방치되었을 뿐이고 이대로라면 계속해서 사이즈를 늘려가며 옷을 새로 살 수밖에 없었다. 식단을 몰라서 다이어트를 안 하고 있었던 것이 아니기 때문에 상담 과정에서 강조한 것은 다음 두 가지였다.

첫 번째로 추천하는 것은 몸의 변화를 주는 것이다. 전혀 운동을 안 하던 사람이라면 산책 30분만 추가하는 것도 큰 변화이다. 처음부터 근력운동을 강조하지는 않는다. 계단 오르기, 실내자전거, 유튜브를 참고하여 홈트레이닝부터 해볼 수 있다.

두 번째로 외출을 자주 할 것을 권장했다. 엄마들이 보통 육아에 치이면서 외출할 때 입는 옷이 어린이집 등·하원시킬 때 입는 펑퍼짐한 옷뿐이다. 편하다고 이런 옷만 입으면 몸에 대한 긴장감이 사라지고 얼마나 살이 쪘는지 가늠하기도 어렵다. 일부러라도 몸에 맞는 옷을 입으면 자세에도 더 신경을 쓸 수밖에 없고 다이어트에 대한 동기가 살아날 것이다.

갱년기 여성 : 나잇살, 호르몬을 공략하라

갱년기 체중 관리의 어려움

여성들이 가장 급격하게 몸의 변화를 겪는 시기가 바로 평균 50세 전후의 폐경기다. 이때는 난소 기능이 다해 여성호르몬이 점점 줄어들면서 최종적으로 폐경이 되고, 그에 따른 신체적, 정서적인 급격한 변화를 겪는다. 이러한 변화를 겪는 시기를 폐경 전과 후 5년씩 합쳐서 여성 갱년기라고 한다.

실제로 폐경 여성의 80% 이상이 안면 홍조, 수면 장애, 우울증 등 폐경 관련 증상을 경험할 뿐만 아니라 질병 위험도 높아져 심혈관질환, 근골격계 질환의 유병률이 올라간다.

이 중에서 가장 큰 고민이 갱년기 비만일 것이다. 몇십 년 동안 같은 몸무게를 유지하다가 크게 생활습관이 바뀌지도 않았는데 기다렸다는 듯이 몸무게가 올라가면 불편한 게 이만저만이 아니다.

원인은 바로 여성호르몬 에스트로겐이다. 이 여성호르몬이 체지방의 배치를 담당한다. 폐경 전에는 허벅지 주위나 엉덩이에 에스트로겐 수용체가 분포하여 그 부위에 지방이 축적되지만 폐경으로 인해 복부 쪽으로 수용체가 옮겨 가면서 배가 볼록하게 나온다.

갱년기에 체중을 관리하기가 더 어려운 이유는 바로 우울감과 불안감 등의 심리적 증상 때문이다. 호르몬의 영향이라는 사실을 쉽게 받아들이지 못하고 폐경으로 여성성의 상징을 잃어버린 것 같아 자신감이 없어지고 심리적으로도 위축이 된다.

이때 가족과 주변에서 심리적 지지를 해주지 못하면 대외적 활동도 줄어들면서 우울증에 빠질 위험이 있다. 또한 수면 패턴에 변화가 생기고 식습관이 흐트러질 가능성이 높아지므로 갱년기 비만에 각별한 주의가 필요하다.

병원에 찾아온 51세 C씨도 마찬가지였다. 체중도 체중이지만 C씨는 우울증 증상까지 보이고 있었다. '애 다 키우고 즐겨야 할 시기에 내가 뭐 하고 살았나' 하는 허무함을 느끼고 있었으며 심한 불면증까지 겪고 있었다. 그러다 보니 식단은 점점 망가지고 체중은 늘어만 갔다. 특히 배 부분이 도드라져 골프웨어를 입었을 때 자신감이 없어지고 대인관계를 기피하게 되는 악순환이 반복되는 상황이었다.

운동과 식단, 기본으로 돌아가자

이처럼 억울하지만 호르몬 변화로 더 잘 찔 수밖에 없다면 더욱 철저한 식단과 운동으로 관리하는 수밖에 없다. 특히 갱년기 이후 여성들은 근육량 관리에 초점을 맞춰야 한다. 예전에는 그저 나이가 들면서 근육이 빠진다고 여기고 말았지만 지금은 근육이 감소하는 '근감소증(Sarcopenia)'이라는 질병으로 명명되어 다른 질병과의 관련성이 주목받고 있다. 실제로 근감소증은 골절 같은 근골격계 질환의 유병률을 높일 뿐만 아니라 인슐린 저항성을 초래해 비만의 확률을 높인다.

근육이 줄어들면 비만이 되는 이유는 '냉장고 이론'으로 설명이 가능하다. 우리 몸은 보통 칼로리를 섭취하면 바로 꺼낼 수 있는 냉장 칸(근육)에 글리코겐 형태로 저장한다. 하지만 냉장 칸이 꽉 찬 상태에서 칼로리를 섭취하면 저장을 위해 지방의 형태로 냉동고로 옮긴다. 이런 원리로 근육이 많으면 칼로리를 저장할 수 있는 보관 공간이 넓은 것이지만 근육이 적으면 지방으로 장기 저장될 가능성이 높아진다.

근육량을 보존하기 위해서는 식단도 특별히 신경 써야 한다. 전통적인 한식은 서양식에 비해 탄수화물 비중이 높은 편이다. 육류와 생선을 잘 먹지 않고 나물 반찬과 국으로 식사를 하면 식단에서 탄수화물 비중이 80% 가까이 올라간다. 더구나 나이가 들수록 소화력도 떨어지기 때문에 더 육류를 기피하게 되는 악순환으로 이어지기도 한다.

육류를 먹기 힘들다면 생선, 두부, 달걀, 우유 등 단백질 식품을 끼니마다 챙겨 먹는 것이 좋다. 또한 지방 역시 무조건 불필요한 것이 아니라 각종 호르몬과 신경전달물질의 전구물질이 되기 때문에 적절히 섭취해주어야 우리 몸이 활력을 유지할 수 있다.

근력운동 역시 근육량을 보존하기 위해 매우 중요하지만 중년 이후에는 무리하지 않는 선에서만 하는 것이 좋다. 매일 하지 말고 이틀에 한 번 정도 근육을 쉬어가며 해야 하며 욕심을 부려 너무 빨리 많은 횟수를 반복하면 부상을 입기 쉽다. 가급적 근육 수축할 때 3초, 이완할 때 3초 이런 식으로 천천히 수축과 이완을 반복한다.

무게도 젊었을 때 본인의 최대 중량을 생각하면 안 되고, 약 40~60% 범위 내에서 시행해야 한다. 근력운동을 하고 나서는 반드시 스트레칭을 해서 근육의 피로를 풀어주어야 부상을 예방할 수 있다.

호르몬 대체요법

갱년기의 주원인이 호르몬 감소이기 때문에 병원에서는 호르몬을 직접적으로 보충하는 대체요법을 고려해볼 수 있다. 여성호르몬 보충은 유방암 및 혈관 질환에 대한 우려가 있는 것도 사실이다. 하지만 체중을 줄여야 오히려 유방암 발생률이 감소한다는 연구도 있다. 갱년기 증상의 불편함이 호르몬 사용의 위험성을 상회한다면 득실을 따져 호르몬을 보충하는 것이 더 나은 선택일 수 있다.

C씨도 마찬가지였다. 여성호르몬을 보충하고 적절하게 식단 관리를 도우니 아무리 해도 빠지지 않던 체중이 움직이기 시작했다. 그리고 골프 연습장에서 몸만 돌리는 것에서 벗어나 헬스장을 등록해서 근력운동을 시작했더니 배도 많이 들어가기 시작했다고 한다.

무엇보다 제일 중요한 것은 우울감과 함께 동반된 불면증이 사라졌다는 것이다. 여성호르몬의 보충으로 갱년기의 악순환을 끊고 선순환을 하게 되었다며 C씨는 제2의 인생을 사는 기분이라고 했다.

남성: 적게 먹으면 된다

비만클리닉에 오는 남성들

비만 치료는 90%의 비율로 여성들의 수요가 압도적으로 많지만 남성들의 다이어트도 점차 늘어나는 추세이다. 남성들은 보통 살이 좀 쪄도 그러려니 하고 넘긴다. 오히려 살집이 있으면 풍채가 좋다고 여기거나 뱃살마저 인격으로 치부하는 문화가 있었다.

이런 이유로 남성들은 체중이 올라가더라도 그냥 방치하는 경우가 많아서 결혼 전 혹은 결혼 초기와 비교했을 때 10kg 증가는 다반사이다. 심지어 20~30kg까지 증가하는 사람들도 흔히 볼 수 있다. 하지만 최근 들어 넘쳐나는 뱃살과 과체중이 대사증후군과 각종 성인병의 주범이라는 인식이 널리 퍼지면서 남성들 사이에서도 체중에 대한 경각심이 커지고 있다.

남성들이 다이어트 클리닉에 오는 계기는 건강검진에서 이상이 발견되었거나 아내의 권유가 가장 많다. 체중이 늘어나는 상태가 오래 지속된 40대 직장인이 건강검진을 하면 고지혈증이나 지방간, 고혈압 같은 대사증후군의 유소견이 한두 개씩은 발견된다. 이 상태에서 경각심을 느끼고 체중을 감량하면 대부분 정상으로 돌아온다. 하지만 방치하고 생활습관을 교정하는 데 실패할 경우 나중에 혈관 질환이라는 무서운 결과가 나타난다.

아내에게 끌려오는 경우 처음에는 다이어트를 하러 병원까지 와야 하느냐고 거부감을 보이기도 한다. 하지만 조금씩 체중이 빠지기 시작하면 피로도 덜하고 외모도 달라지면서 나중에는 아내에게 고맙다고 한다. 시대가 달라져서 젊은 남자들 중에는 외모 가꾸기를 위한 일종의 미용 목적으로 다이어트를 하는 사람들도 생기고 있고 아이에게 부끄럽지 않은 아빠가 되어야겠다면서 다이어트를 시작하는 젊은 아빠들도 있다.

다이어트는 여유 있을 때 하자

남성들에게 왜 이렇게 체중이 올라갔냐고 물어보면 십중팔구는 바빠서라고 대답한다. 42세 남성 D씨도 마찬가지였다. 주 3회는 야근에 주 2회는 회식이었다. 잠은 매일 5~6시간 잘까 말까 했고 운동과는 담을 쌓은 지 오래다. 결혼한 지 11년, 입사 15년 차에 정신 차려 보니 얻은 건 귀여운 두 딸과 22kg의 몸무게라고 했다.

실제로 바쁜 것은 체중 관리에 악재로 작용할 수밖에 없다. 운동할 시간이 없는 것은 둘째치고 불규칙적인 식사를 할 수밖에 없다. 더구나 짧은 시간에 해결할 수 있는 안 좋은 음식들을 선택할 가능성이 더 높다. 외식과 회식이 잦으면 고칼로리 음식 위주로 먹게 되고 더불어 곁들이는 음주는 다이어트에 최악이다.

그래서 다이어트는 집중할 수 있을 때 하는 것이 맞다. 회식도 줄일 수 있고 프로젝트도 없어서 제때 퇴근할 수 있어야 운동이든 식단 조절이든 해볼 수 있다. 너무 바쁠 때 다이어트를 시작하면 성과도 좋지 않고 오히려 스트레스만 받게 된다.

남자들은 여성에 비해 체격이 큰 특징상 고도비만이 아닌데도 10~20kg은 빼야 표준 몸무게로 들어가는 경우가 많다.

따라서 적어도 4~5개월 이상은 다이어트에 집중할 수 있을 때 시도하는 것이 좋다.

상대적으로 잘 빠지는 남성들

남성들의 다이어트에 희소식이 있다면 여성들에 비해 상대적으로 잘 빠진다는 것이다. 주기적으로 영향받는 호르몬도 없고 무엇보다 남성들이 살찌는 원인은 그냥 무조건 많이 먹어서이기 때문이다. 즉, 다른 특별한 이유가 없는 경우가 많아서 먹는 양을 줄이는 대로 살이 쑥쑥 잘 빠진다.

D씨 역시 본격적으로 다이어트에 돌입하여 6개월 동안 20kg 감량을 목표로 정하고 두 달 간격으로 재평가를 하기로 했다. 일단 저녁을 샐러드 위주의 대용식으로 시작했고, 매일 먹던 맥주와 야식을 끊었다. 물론 신입사원 때와 달리 회식에 참석하지 않아도 되는 위치에 있는 것도 도움이 됐다. 그러자 첫 달에만 7kg을 감량하는 기염을 토하고 둘째 달에도 4kg을 감량하는 데 성공했다.

주위에서는 너무 안 먹는 것 아니냐고 걱정하고 부모님이 너무 말랐다고 억지로 먹인다고는 하지만 하루하루 달라지는 외모와 활력에 다이어트를 하는 재미에 들렸다고 한다.

최종적으로는 20kg 정도 감량에 성공했고 혈당 수치와 콜레스테롤은 정상으로 돌아와 약을 복용하지 않아도 되었다. 몸이 많이 가벼워져 조기축구회에서 공격수로 포지션이 바뀌었다며 앞으로도 체중을 잘 유지하기로 다짐했다.

고도비만:
끈기 있게 장거리 다이어트를 하라

고도비만?
병적 비만?

대한비만학회는 비만을 체질량지수에 따라 나눈다. 체질량지수 25.0~29.9kg/m^2는 1단계 비만, 30.0~34.9kg/m^2는 2단계 고도비만, 35.0kg/m^2 이상은 3단계 초고도비만으로 구분한다.

고도비만이라는 단어에 더해 병적(pathologic)으로 문제가 되는 비만을 가리키는 병적 비만이라는 용어도 가끔 통용된다. 병적 비만의 기준이 명확하게 정해져 있는 것은 아니지만 크게 다음 세 가지 개념을 포함한다.

- 합병증이 생명을 위협할 수 있는 경우
- 비만으로 인해 일상생활이 불가능한 경우
- 식이, 운동요법 및 약물치료로 해결하기 어려운 경우

9개월 전에 만난 35세 E양도 병적 비만에 해당했다. 그녀는 비교적 젊은 나이인데도 키 153cm에 몸무게가 111kg을 돌파하여 체질량지수가 47kg/m^{2}에 육박했다. 무릎 관절 통증으로 거의 활동이 불가능했고 구직 활동도 포기한 상태였다. 10년 가까이 유명한 다이어트 약은 다 먹어봤지만 효과는 항상 그때뿐이고 반복되는 요요 현상으로 몸무게는 지속적으로 증가했다고 한다.

실제 병원에서 실시한 혈액검사 결과는 당뇨, 고지혈증을 포함하여 각종 대사증후군의 소견이 그대로 보였다. 환자에게는 이 상태가 지속되면 결국 죽음에 이를 수도 있다고 강하게 설명할 수밖에 없었다. 그리고 E양에게는 최신 다이어트 약도 한계가 있을 것이라고 판단하여 바로 고도비만 수술을 권했다.

고도비만 수술과 시술

식이, 운동요법과 약물치료로도 한계에 부딪히고 비만으로 인해 일상생활이 불가능할 경우 위 자체의 용적을 물리적으로 줄일 필요가 있다.

어느 정도여야 수술 대상이 되는가 하는 기준에 대해서는 논란의 여지가 있다. 보통 동양인은 체질량지수가 3단계를 넘어 $37kg/m^2$ 이상이거나 또는 $32kg/m^2$ 이상이면서 두 가지 이상의 심각한 동반 질환을 가지고 있는 경우로 규정하고 있다.

2019년부터 국내에서는 고도비만 수술에 대한 건강보험이 적용되고 있다. 기준에 해당되는 경우 예전에는 천만 원 가까이 하던 수술 비용이 본인 부담금 20% 수준으로 줄어들었다.

보험 적용 기준은 먼저 18세 이상이면서 체질량지수가 $35kg/m^2$ 이상이거나 $30kg/m^2$ 이상이면서 고혈압, 당뇨병, 고지혈증, 지방간, 역류성 식도염, 관절염, 뇌심혈관계 질환 등 동반 질환이 있는 경우다. 그리고 과거 체중감량을 위해 노력했지만 실패했음을 증명할 만한 최소 6개월간의 병원 자료가 있으면 더 도움이 된다.

고도비만 수술의 종류는 크게 두 가지로 나눌 수 있다. 위에 밴드를 묶어 위의 상단부에 음식물이 들어갈 때 포만감을 빨리 느끼게 하는 위밴드(gastric band) 수술과 위를 1/3 크기로 작게 만드는 위소매절제술이 있다. 요즘은 개복을 하지 않고 복강경으로 간단히 수술할 수 있기 때문에 입원에서 퇴원까지 2~3일 정도밖에 걸리지 않는다.

수술 말고도 좀 더 간단한 '엔드볼(end-ball) 시술'이 있다. 일명 '위풍선 시술'이라고 하는데 수면내시경을 통해 위장 내에 의료용 특수 풍선을 넣는 것으로 음식을 적게 먹어도 포만감을 유지할 수 있다. 영구적인 수술이 아니므로 목표 몸무게에 도달했거나 다이어트를 중단할 경우에는 동일한 방법으로 제거할 수 있다.

감량 후에도 장거리 레이스를 대비하자

비수술적인 치료보다 효과가 좋다고는 하지만 수술을 받았다고 해서 모든 사람이 성공적으로 체중감량을 하거나 감량된 체중이 유지되는 것은 아니다. 대체로 수술 후 1년까지는 무난하게 감량되는 편이지만 이후에는 점차 체중이 증가할 수 있기 때문에 수술 후에도 비수술적인 비만 치료를 병행해야 한다.

수술 직후에는 운동을 권장하지 않는다. 체중이 여전히 나가는 상황이기 때문에 관절에 부담이 간다. 운동보다는 일상생활의 움직임, 즉 NEAT(비운동 열생성)를 늘리는 것이 좋다. 평소 실내에서 움직임을 늘리고 가까운 거리는 걸어 다닌다. 수술 효과가 나타나 초고도비만에서 고도비만으로 접어들면 그때부터 가벼운 운동을 시작한다.

E양도 마찬가지였다. 위소매절제술 후 6개월 동안 밀가루와 설탕은 입에도 대지 않는 식단을 시행했다. 운동량을 차츰 늘려 하루에 3시간씩 헬스장에서 지낸 결과 40kg 가까이 감량해서 누가 봐도 정상적인 몸으로 돌아왔다. 죽을 수도 있겠다는 두려움과 수술까지 했는데 실패할 수 없다는 절박함의 결과였다.

하지만 6개월이 지나자 입에도 안 대던 단 음식들이 다시 생각나고 조금만 많이 먹으면 바로 구토를 하는 상황이 몇 번 반복되어 병원을 다시 찾았다.

면담 결과 체중감량을 통해 겉모습은 빠른 시간 내에 개선되었지만 그에 맞춰 자존감을 회복하지 못했던 것이다. 결국 우울감으로 인해 식이 조절이 다시 흔들리고 말았다. 그래서 우울감 개선 및 과식을 막을 수 있는 약을 처방하였고 지속적인 상담을 격려했다.

E양은 현재 62kg의 몸무게를 유지하고 있다. 처음 내원

했을 당시보다 무려 49kg 감량한 것이다. 무릎 관절 통증도 많이 좋아져 활동량이 늘어났다. 무엇보다 좋아하는 분야에 취직하게 된 것이 가장 큰 소득이라고 한다.

소아비만:
억울하지만 평생 노력해야 한다

소아비만의 무서움

소아비만이 무서운 이유는 지방세포의 크기가 증가하는 '지방세포 비대형' 비만이 아니라 개수가 증가하는 '지방세포 증식형' 비만에 해당되기 때문이다.

지방세포의 숫자는 한번 증가하면 평생 그 수가 줄어들지 않는다. 성인이 되어 체중이 감소해도 지방세포의 크기가 줄어드는 것일 뿐 수는 감소하지 않기 때문에 체중을 유지하기가 남들보다 훨씬 어려울 수밖에 없다.

소아비만은 시기별로 크게 3종류로 나눌 수 있다.

첫 번째, 임산부가 임신 중에 열량을 과잉 섭취하면 태아의 지방세포 수가 증가할 수 있다. 두 번째, 출생 후부터 1년간 영아 시기의 과잉 열량 섭취로 인해 지방세포 수가 증가할 수 있다. 세 번째, 가장 흔한 사춘기에 체중이 증가하는 것도 보통 소아비만이라고 일컫는다.

중학생 이후 두 자릿수 몸무게는 보지 못했던 44세 F씨도 전형적인 소아비만의 후유증으로 고생하고 있는 상태에서 우리 병원에 찾아왔다. 중학교 때 이미 키 158cm에 몸무게가 108kg에 달했으며 성인이 되어서 최고 몸무게 128kg, 내원 당시에는 114kg이었다.

다이어트를 혹독하게 해서 90kg 미만까지 내려간 적도 있지만 조금만 신경을 안 쓰면 다시 제자리로 돌아가기를 반복했다. 지금도 좋아하는 음식을 조금만 먹어도 바로 체중이 올라가는 것이 보여서 너무 억울하다고 한다.

진짜 살찌는 DNA가 있을까?

유전자에 문제가 있지 않을까 생각할 수 있는데 결론적으로 말하면 그럴 가능성은 매우 적다. 대식가 집안의 DNA가 있다고도 하지만 그저 비유로 보는 것이 맞다. 다시 한 번 강조하지만 비만은 다인자 질환이다. FTO 등의 몇몇 유전자가 체지방 축적에 관여한다고 알려져 있긴 하지만 한국인에게 비율이 높은 편도 아니고 가족 전원에서 그러한 유전자가 발현될 정도로 연관성이 높다고 보기는 어렵다.

한집안에서 비만이 여러 명 나타나는 이유는 오히려 집안 분위기나 식습관에 기인할 가능성이 크다. 고지방, 고탄수화물 음식 위주의 식단, 과식이 장려되거나 적어도 경계가 없을 것이다. 물리적으로는 위의 용량이 늘어났을 것이고 한편으로는 음식이 풍족한 환경도 영향이 있을 것이다. 지금은 정크푸드로 인해 저소득층에서 비만율이 상대적으로 높지만 30년 전만 해도 외식을 하거나 패스트푸드를 먹는 것 자체가 부의 상징이었다.

가끔 병원에 비만 유전자 검사를 문의하는 사람들이 있다. 본인의 유전자 변이가 파악된다면 어떤 부분을 조심해야겠다 정도의 역할은 할 수 있으나 이것을 절대적인 것으로 받아들이지는 말자. 체중이나 비만도는 유전적 요인 외에도 칼로리 섭취량, 운동량, 생활습관에 따라 현격한 격차가 있을 수 있기 때문이다.

유전자가 좋아도 많이 먹고 운동 안 하면 비만이 될 가능성이 높다. 그러나 유전자가 좋지 않아도 철저한 관리를 한다면 건강한 생활을 할 수 있다. 살찌는 유전자라고 다이어트를 포기하기엔 아직 이르다.

평생 다이어트

소아비만은 성인 비만으로 이어질 확률이 매우 높기 때문에 적절한 시점에 교정해야 한다. 어릴 때 찐 살이 크면 키로 갈 것이라는 잘못된 믿음으로 방치하면 시기를 놓칠 수밖에 없다. 식사 지침은 성인과 비슷하다. 탄수화물 위주의 식사와 설탕, 패스트푸드 섭취를 줄인다. 하루 60분 이상 주당 5회 이상 좋아하는 운동 위주로 신체 움직임을 늘린다.

소아 및 청소년은 정적인 시간을 줄이는 것만으로 큰 도움이 된다. TV, 게임, 스마트폰 사용 등을 하루 1시간 이내로 제한할 필요가 있다. 가족의 지지가 매우 중요하기 때문에 필요하면 가족 상담을 진행하기도 한다.

소아비만의 경우 성인이 되어서도 식단 관리가 잘 안 되면 체지방 축적이 상대적으로 빨리 진행되고 몸무게 변동이 심해진다. F씨처럼 조금 놔버렸다 싶으면 한 날 반에도 10kg 이상 다시 증가할 수 있고, 좀 신경 써서 조절하면 고무줄처럼 몸무게가 금방 줄어들기도 한다. 소아비만을 독하게 다이어트를 하면 충분히 살을 빼고 유지할 수 있는 정도로 단순하게 생각해서는 안 된다. 일종의 후유증처럼 생각하고 평생 관리한다는 마음을 가져야 한다.

교대근무 :
밤 12시 간식만 줄여도 된다

교대근무 자체가 발암물질?

우리나라 야간작업 종사자는 최소 120여만 명으로 전체 임금 근로자의 10%에 달한다고 한다. 교대근무 자체가 발암물질이라는 우스갯소리가 있듯이 불규칙한 수면 시간과 식사는 건강에 악영향을 주고 살도 찔 수밖에 없는 종합 세트라고 해도 과언이 아니다.

국가에서 실시하는 국민건강영양조사를 참고하여 국내 연구팀이 여성 근로자 2,000여 명을 대상으로 근무와 비만의 상관관계를 조사한 결과 야간 및 교대 근무자의 비만 확률은 낮 근무자에 비해 1.2배 더 높았다(Eum, Mi-Jung, and Hye-Sun Jung, 2020). 또 다른 연구에서는 야간 및 교대 근무군에서 대사증후군의 유병 위험도와 더불어 혈압, 중성지방 수치, 허리둘레 역시 더 높은 것으로 나타났다.

교대근무자는 작업 시간대가 계속 바뀜으로써 생체리듬에 부조화가 생기는 것이 가장 큰 문제이다. 결과적으로 대사 자체에 문제가 생겨 혈당을 조절하는 능력이 감소하고 인슐린 저항성 및 코르티솔 수치가 증가한다.

2012년 영국에서는 일부러 생체리듬을 흐트러뜨리고 혈당 조절 능력을 측정한 실험을 했다. 21명의 참여자들은 처음에는 저녁에 10시간 수면을 취하다가 이후 3주 동안 생체리듬을 바꿔 하루의 길이를 28시간으로 늘리고 하루에 6시간만 수면을 취하게 했다. 그리고 햇볕의 영향을 최소화하기 위해 외부의 빛을 차단하고 실내에서 희미한 조명만 켜고 생활했다. 실험 결과 참가자 전원에서 공복 혈당이 증가했으며 심지어 3명은 당뇨병 전단계로 분류될 정도로 혈당이 크게 증가했다. 단지 수면 시간만 조정되었는데도 말이다.

그 외에도 장시간 근로나 야간근로는 식사 시간이 일정하지 않고 식사 후 바로 눕는 경우가 많아 역류성 식도염 등 소화기 질환에도 취약하며 운동할 시간이 부족한 것도 체중 관리를 어렵게 만드는 주요인이다.

대표적인 3교대 직장, 병동 간호사

대학병원의 병동에서 근무하는 간호사들은 대표적으로 3교대를 한다. 병동 간호사의 3교대 정규 시간은 낮 근무(데이) 오전 7시부터 오후 3시까지, 저녁 근무(이브닝) 오후 3시부터 밤 11시까지, 밤 근무(나이트) 밤 11시부터 오전 7시까지다.

낮 근무는 큰 문제가 없지만 저녁 근무일 때는 저녁 식사가 너무 늦어진다. 밤 근무일 때는 아예 야식 시간이 따로 있어서 입사 후 체중이 증가하는 것은 병동 간호사들 사이에서 불문율이라고 할 정도이다. 그래서 보통은 5년 차쯤 되면 외래 주간 근무로 변경하는 경우가 많다.

G양 역시 매년 조금씩 몸무게가 증가하면서 대학병원에서 근무한 지 3년 만에 몸무게가 13kg 늘어나 167cm에 75kg까지 불어난 상태였다. 휴게실에는 언제나 컵라면과 빵이 잔뜩 비치되어 있고, 보통 새벽 2시 가장 야심한 밤에 병원이 조용할 때 다 같이 모여 야식 시간을 갖는다고 한다.

또 인위적으로 생체리듬을 바꿔야 하기 때문에 믹스커피를 끊임없이 마셨고, 오전 7시에 퇴근할 때는 구내식당에서 아침밥을 먹고 집으로 돌아가 바로 쓰러져 자는 생활을 반복

해왔다. 그러면서 역류성 식도염과 불면증은 덤으로 얻게 되었다.

수면 관리가 핵심

교대근무자에게 가장 강조하는 것은 교대근무로 인한 수면 패턴의 변화가 체중 관리에 굉장히 취약하다는 점을 인식시키는 것이다. 교대근무를 하더라도 생체리듬을 깨뜨리지 않는 방향으로 낮, 저녁, 밤의 순서로 잠자는 시각을 점점 늦춰야 적응하기가 훨씬 수월하다.

식사는 일반적인 시간에 맞추지 말고 근무 패턴에 따라 결정한다. 예를 들어 기상하고 1시간 후를 첫 번째 식사, 그로부터 6시간 후 두 번째 식사, 12시간 후 세 번째 식사로 정해놓으면 생체리듬의 교란을 덜 유발할 수 있다.

메뉴도 새벽 시간에는 고칼로리 음식보다 다이어트식으로 삶은 달걀, 저지방우유, 토마토 등 간단한 음식으로 대체하면 혈당 조절에 유리하다. 또한 수면 시간을 고려하여 식후 적어도 3시간 이후에 잠자리에 드는 습관을 들여야 소화기 질환을 예방할 수 있다.

수면 역시 철저하게 관리해야 한다. 인공적인 조명을 조정하는 것만으로도 생체리듬이 깨지는 것을 어느 정도 방지할 수 있으므로 아침에 취침하는 경우는 암막 커튼으로 철저하게 빛을 차단해야 한다. 근무가 바뀌어 휴식 시간이 길 때는 틈틈이 모자란 잠을 보충하는 것이 좋고, 24시간 이상 무리해서 깨어 있지 않도록 해야 한다.

6장

병원 다이어트, 이것이 궁금해요

가정의학과 의사의 다이어트 진료란?

가정의학과 의사란?

아직 우리나라에는 가정의학과 전문의를 낯설어 하는 분들이 여전히 많다. 가정의학과 의사가 뭐 하는 사람이냐고 물어보면 성인 예방접종 상담도 하고, 어르신들 내과 약 처방도 하고, 엄마들 살도 빼드리고, 아이들의 간단한 진료도 가능하다고 설명한다. 한마디로 가까운 지역사회 주치의로서 1차 의료를 책임지는 것이 바로 가정의학과 의사다.

가정의학과 의사는 상담을 통한 운동, 영양 등 생활습관 교정을 전문으로 다루며, 세부 분야는 비만, 금연, 금주, 뇌혈관 질환 예방, 암 예방 등으로 나뉜다. 다이어트 진료를 꼭 가정의학과에서만 하는 것은 아니지만 세부 전공에 비만 치료가 있는 것은 가정의학과밖에 없다.

그리고 질병이 발생한 후 치료하는 것이 아니라 예방을 목표로 하기 때문에 가정의학과 의사는 각종 질병과 대사증후군에 대한 배경지식을 풍부하게 가지고 있다. 약 처방이나 수술만이 의사의 역할이라고 생각할 수 있는데 음주, 흡연, 운동, 식습관에 대해 설명하고 교정해주는 의사도 반드시 필요하다.

실제로 가정의학이 보편화된 북미권에서는 대학병원 진료를 보기 위해서 1차진료 담당인 패밀리 닥터(family doctor)의 진료를 반드시 거쳐야 한다. 또 가족 주치의의 취지에 맞게 가족 전체가 대를 이어 한 의사에게 진료를 보는 경우가 흔하다. 이렇게 되면 가족력도 쉽게 파악이 가능하고 이 병원 저 병원 다니는 환자의 시간도 절약할 수 있으며 전체 의료 자원의 낭비를 줄이는 효과도 있다.

다이어트는 왜 주치의가 필요한가?

다이어트에 성공하고 싶다면 꼭 주치의가 있어야 한다. 다이어트의 핵심은 누군가의 개입이기 때문이다. 그래서 비만클리닉에 온 사람들에게 이것저것 많이 물어보려고 한다. 다이어트는 평생 하는 것이라는데 왜 하필 '이 시점'에 병원을 찾아왔는지, 자기 몸무게의 역사를 파악하고 언제 적 몸무게가 제일 좋았는지, 잘못된 외형 이미지를 갖고 있지 않은지, 현재 스트레스를 받고 있지 않은지 등을 물어본다.

다이어트 약을 쓸 때도 마찬가지다. 전체적으로 식욕을 줄여야 하는 상황인지, 혹은 스트레스성 폭식만 잡으면 되는지, 당중독이 있지는 않은지, 평소 카페인에 예민하지는 않은지 등에 대해 구체적으로 파악하고 그에 맞는 약을 처방한다.

당연히 이러한 작업은 시간이 걸릴 수밖에 없고, 교정하는 데도 오랜 기간이 소요된다. 따라서 병원을 자주 방문하여 식욕이나 약 부작용에 대해 평가하고 자신에게 딱 맞는 방법으로 조절하는 과정이 필요하다. 다이어트 중간에도 좀 더디거나 요요가 오는 것 같으면 변화된 상황과 변화된 몸에 맞춰 해결책을 다시 찾으려는 노력을 해야 한다.

다시 한 번 강조하지만 누구에게나 일률적으로 부작용 없이 살을 쏙 빼주는 기적의 명약은 없다. 또 마찬가지로 세상에 없던 다이어트 약을 개발하는 비만 치료의 대가는 있을 수 없다. 그저 자주 만나서 상담하고 맞춤 약을 처방할 수 있는 주치의의 역할이 훨씬 중요하다.

병원 다이어트의 장점

비만은 우리가 생각하는 것처럼 그렇게 단순하지 않다. 죽어라 운동만 해서 되는 것도 아니고, 쫄쫄 굶기만 하면 요요가 오기 십상이다. 그래서 비만은 다른 질병과의 연관성을 항상 고려하여 건강 관리 차원에서 접근해야 한다.

그런 의미에서 다이어트는 업체나 헬스장이 아닌 병원에서 할 것을 권장한다. 병원에서 하는 다이어트의 장점은 다음과 같다.

개개인의 체질과 습관을 분석하고 세팅한다

병원에서는 검사가 가능하기 때문에 누구에게나 똑같은 다이어트 방식이 아니라 개개인의 체질과 습관을 분석하고 맞춤형으로 치료할 수 있다.

비만 유전자 검사, 호르몬 검사, 대사 검사 등을 시행한 결과 내용을 바탕으로 주치의가 상담을 통해 체계적으로 관리해준다. 이후 병원의 도움 없이도 살이 다시 찌지 않도록 근본적으로 몸을 바꿔놓는 것이 병원에서 추구하는 다이어트의 목표다.

건강 관리도 병행할 수 있다

본인은 정말 먹는 것이 없는데 체중이 빠지지 않는다고 해서 검사를 해보면 약간의 갑상선 기능 저하를 보이는 경우가 있다. 질병이 비만으로 오인된 경우로 호르몬을 조금만 교정해주면 체중이 줄어든다.

갱년기에 호르몬 변화로 인해 체중이 증가해도 예전에는 그냥 나잇살이려니 하고 방치하는 경우가 많았다. 하지만 '욜드족(YOLD족, Young Old, 젊은 노인)'이 증가하고 젊게 사는 사람들이 늘어나면서 나잇살을 해결하려는 사람들이 늘어나고 있다. 이때 적절한 검사와 호르몬 치료를 통해 다이어트를 하고, 더 젊어지는 항노화 효과까지 기대할 수 있으니 일석이조이다.

전문 의료 옵션이 다양하다

병원에서는 시술과 의료기기 등을 사용할 수 있기 때문에 전문적인 치료 옵션이 다양하다. 시중에 판매하는 보조제가 아닌 전문의약품 처방이 가능하며 대사를 개선하는 영양 치료, 국소 부위 해결을 위한 주사 시술과 각종 기계 시술 등이 병원에서 가능하다.

지방 대사를 활성화하는 기능의학적 비만 치료

병원에서 비만 치료를 한다고 하면 식욕억제제를 써서 그저 못 먹게 만드는 것이라는 인식이 강했다. 운동 등으로 대사를 올리는 방법은 병원 밖에서 각자 알아서 해야 할 일로 여겨지다 보니 효율적인 다이어트 관리가 이루어지지 못했던 것이 사실이다.

하지만 최근 들어 아미노산의 일종인 아르기닌이 에너지 대사를 향상하는 효과가 있다는 사실이 부각되고 있다. 대사를 올리는 데 도움이 되는 기타 주사제들의 사용으로 병원 안에서도 마치 운동하는 효과를 내는 대사 치료가 가능해진 것이다. 비만을 단순 영양 과다가 아니라 몸의 이상으로 접근하여 오히려 대사를 올릴 수 있는 좋은 영양분을 보충해주어 체중감량을 유도하는 치료 방식이다.

지방 대사 과정

다이어트는 굶는 것 자체가 아니라 날씬해지는 것이 최종 목표이기 때문에 본질적으로 지방이 분해되는 대사 과정을 살펴볼 필요가 있다. 흔히 다이어트를 제대로 하려면 굶어서 될 게 아니라 운동을 열심히 해서 지방세포를 태워야 한다고 말한다. 지방세포를 태우는 것을 의학용어로 지방 대사라고 한다.

지방 대사는 크게 3단계로 구분할 수 있다. 지방을 글리세롤과 지방산으로 분해하는 1단계, 분해된 지방산을 세포 안에 연료로 공급하는 2단계, 실제 세포 내 공장인 미토콘드리아에서 사용하는 3단계다.

각 과정에서 아미노산, 비타민, 미네랄 등 조효소의 도움이 필요하고 해당 조효소를 보충해주면 지방 대사 효율을 끌어올릴 수 있기 때문에 다이어트 대사 치료가 가능한 것이다.

지방산의 이동을 돕는 카르니티

중성지방에서 1단계를 거쳐 분해된 지방산은 세포 내의 미토콘드리아에서 산화되기 때문에 지방산이 산화되기 위해서는 우선 미토콘드리아 안으로 이동해야 한다. 짧은 사슬로 이루어진 지방산은 특별한 도움 없이 쉽게 미토콘드리아로 들어갈 수 있지만 유리지방산의 대부분을 차지하는 긴 사슬로 이루어진 지방산은 미토콘드리아 막을 직접 통과할 수 없다. 이 과정에서 마치 셔틀버스 역할을 하는 것이 카르니틴 성분이다.

카르니틴은 에너지 생성을 돕는 아미노산의 일종으로 아세틸 엘 카르니틴(Acetyl-L-Carnitine)이라는 영양제의 성분으로도 많이 알려져 있다. 미토콘드리아의 지방 연소뿐만 아니라 지구력 향상 및 뇌 기능 향상 등에 효능이 있는 것으로 알려져 운동 보충제로도 많이 복용한다.

2016년에 카르니틴의 다이어트 효과를 확인한 논문이 있는데 총 911명을 대상으로 연구된 9개의 논문을 메타 분석한 결과 카르니틴은 대조군 대비 더 많은 체중감량(−1.33kg vs −0.47kg) 효과를 보였다(Pooyandjoo, M., et al., 2016).

아르기닌의
미토콘드리아 강화 효과

세포 속의 공장이라고 할 수 있는 미토콘드리아는 지방 대사 및 발생을 조절하는 데 중요한 역할을 한다. 최근 들어 각광받고 있는 아미노산의 일종인 아르기닌이 미토콘드리아의 생합성을 증가시켜 전신 에너지 대사를 향상시킬 수 있음을 보여주는 연구들이 활발히 진행되고 있다.

여기서 핵심이 되는 것은 PGC-1a라고 하는 유전자이다. 이것이 미토콘드리아의 수와 양, 지방산 산화 및 에너지 발생 조절에 중요한 역할을 한다. 이 유전자의 발현이 증가하면 미토콘드리아의 지방산 산화와 에너지 발생을 촉진한다는 것이다. 마치 공장을 활발하게 돌아가게 하는 것으로 이해하면 된다. 우리가 운동을 해서 기초대사량을 올린다고 표현할 때 관여하는 것 역시 이 유전자이다.

아르기닌은 대사증후군 예방에도 효과가 있다. 다이어트 식이요법을 하는 동안 인슐린 민감성을 증가시키고 포도당 대사 이상을 개선한다.

항산화제와 다이어트

흔히 미백주사로만 알고 있는 알파리포산, 글루타치온 같은 항산화제 역시 다이어트에 응용될 수 있다. 알파리포산(ALA, A-lipoic Acid)은 시상하부의 AMPK라는 단백질의 작용을 억제하여 다이어트 효과를 나타내는 것으로 알려져 있으며 세포의 에너지 소비를 늘리고 지방 분해를 촉진한다.

2011년 국내 연구진이 360명의 비만인을 대상으로 시행한 실험에서도 1,800mg의 알파리포산을 20주 동안 복용했더니 대조군에 비해 2.1%의 추가 체중감량이 이루어졌다(Koh, Eun Hee, et al., 2011).

물론 항산화제만으로 체중감량이 이루어지는 것은 아니지만 체중 증가의 원인이 항산화력 부족이거나 다이어트에 정체기가 올 때 사용하면 추가적으로 이득을 볼 수 있다.

다이어트 약이 궁금하다

다이어트 약 처방전 파헤치기

비만클리닉 하면 시술이나 주사도 있지만 대부분 다이어트 약을 가장 먼저 떠올릴 것이다. 식욕억제제만 있다고 생각하기 쉬운데 다이어트 약 처방전에는 다양한 기능의 보조제도 포함된다. 다이어트 병원에 가서 상담을 받고 처방받는 약들은 크게 다음과 같은 기전으로 분류된다.

- 식욕억제제
- 흡수전환저해제
- 대사촉진제
- 포만감유도제
- 소화기 약물
- 기타 보조제

반드시 공식처럼 위와 같이 처방되는 것은 아니지만 원리에 따라 쓰다 보면 주로 식욕억제제 1개, 흡수전환저해제 1개, 대사촉진제 1개, 포만감유도제 1개, 기타 등등으로 조합해서 다이어트 약 처방이 이루어진다.

살을 더 잘 빼주는 특별한 성분의 명약은 있을 수 없고 환자 개개인의 식습관과 비만의 원인을 고려해서 맞춤식으로 조합하는 것이 좋은 처방전이다. 대표적인 약들의 성분을 살펴보자.

다이어트 약의 핵심, 식욕억제제

식욕억제제는 다이어트 약 처방전에서 가장 핵심이 되는 성분이다. 전 세계의 비만 유병률이 높아지면서 신약이 속속 개발되고 있는 분야이기도 하다.

(다음에 소개되는 약에 대한 사진은 약학정보원 자료를 참고했다.)

리라글루타이드(Liraglutide)

원래 당뇨 치료제로 개발된 것으로 시상하부에 작용하여 식욕 억제를 유도하고 위장관 운동을 지연해 포만감을 유도하는 주사제다.

혈압, 혈당, 혈중지질 모두 개선하고 단순 식욕에 더하여 식탐 조절도 가능한 것으로 알려져 있다. 부작용으로 오심, 구토, 설사가 흔하며 간혹 불면증이나 피로를 호소하는 경우도 있다.

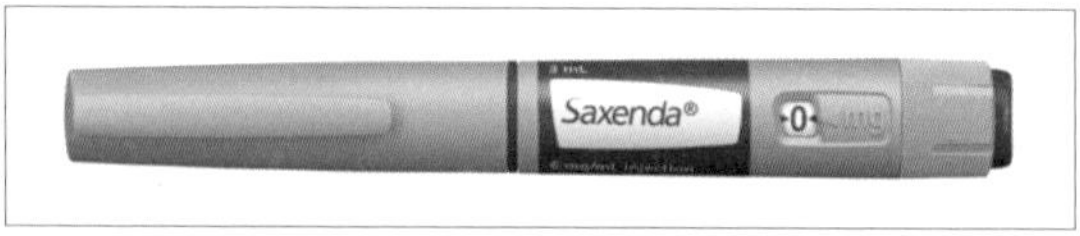

펜터민(Phentermine)

오래전부터 식욕억제제 중 가장 유명한 약으로 나비 모양 혹은 눈사람 모양의 약이다. 이 계열의 약들은 100m 달리기 효과를 내는 것이라고 보면 된다. 전력 질주 후에 아무것도 먹고 싶지 않듯이 신경말단에서 흥분물질인 카테콜아민 분비를 자극하여 교감신경을 끌어올리는 원리다. 하지만 그만큼

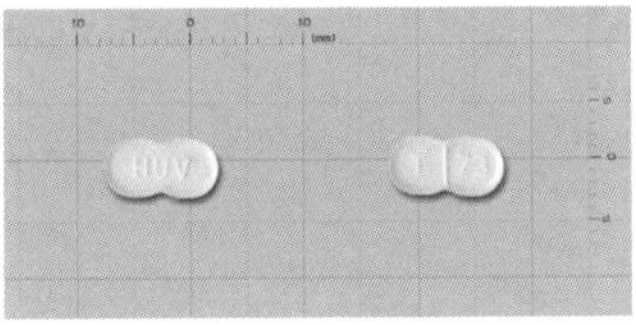
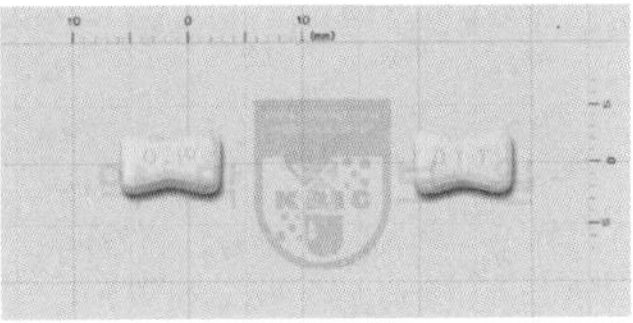

부작용도 심해서 수면 장애, 두통, 입마름, 변비, 빈맥, 손떨림 등이 나타날 수 있다. 비슷한 계열의 약으로 펜디메트라진, 디에틸프로피온, 마진돌 등이 있다.

토피라메이트(Topiramate)

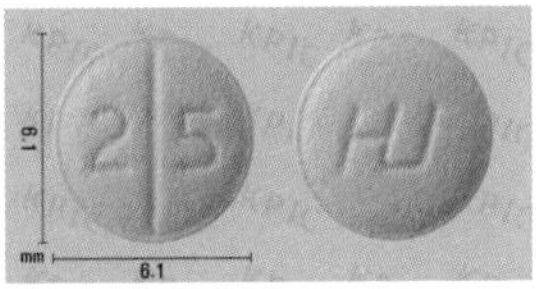

원래 간질 및 편두통 치료제로 사용되던 약으로 식욕 억제 효과가 알려지면서 다른 식욕억제제와 많이 병용하는 약이다.
신경세포 내 GABA라고 하는 신경전달물질을 증가시켜 복부 지방 감소에 특히 효과적이다. 부작용으로 손발 저림, 감각 이상, 인지 장애, 멍하고 졸린 느낌 등이 나타날 수 있다.

플루옥세틴(Fluoxetine)

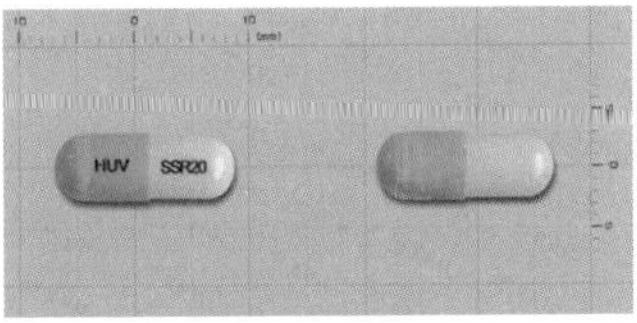

원래 항우울제로 스트레스성 폭식에 많이 쓰이는 약이다. 식욕에 영향을 주는

신경전달물질인 세로토닌의 재흡수를 차단하여 세로토닌의 양을 늘리는 원리다. 부작용으로는 두통, 메스꺼움, 입마름, 무력감, 불면증 등이 있다.

부프로피온+날트렉손 복합제(Bupropion+Naltrexone)

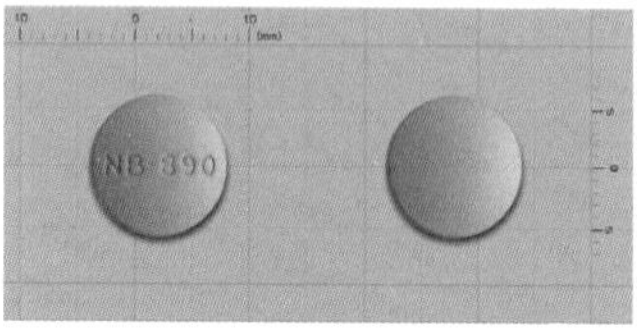

음식중독과 식탐이 심할 때 주로 쓰는 약으로 부프로피온은 금연치료제로도 사용되며 날트렉손 역시 알코올 중독에 쓰이는 약이다. 부작용으로는 두통, 구토 등이 있다.

영양소 흡수를 직접 막는 흡수전환저해제

식욕억제제에 보조적으로 더하여 직접적으로 영양소의 흡수를 막는 약도 있다. 기름진 음식을 주로 먹는 회식 때 많이 사용하기 때문에 일명 '회식약'으로도 알려져 있다.

오를리스타트(Orlistat)

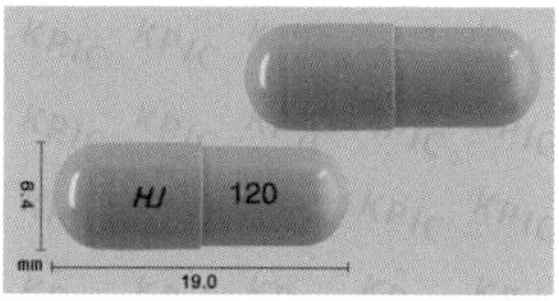

위장관의 리파아제를 억제하여 지방의 체내 흡수를 억제하는 약이다. 변으로 지방이 배출되기 때문에 부작용으로 기름변, 변실금이 나타날 수 있다. 장기간 복용 시에는 지용성 비타민의 흡수도 저해되어 비타민 결핍 증상이 생길 수 있다.

에너지 소비를 증가시키는 대사촉진제

보조제로 쓰이는 약물 중 원리상 에너지 소비를 증가시켜 체중감량을 돕는 약들이 있다. 카테킨이나 가르시니아 캄보지아 성분은 시중에 판매하는 영양제로도 널리 알려져 있어 다이어트에 관심이 많은 사람들은 한번쯤 들어봤을 것이다.

녹차 추출물

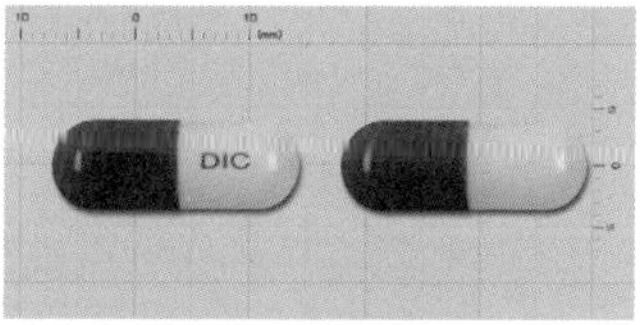

카테킨 성분이 지방 산화와 에너지 소비를 증가시키는 작용을 한다. 체중 조절

보조제로 많이 쓰인다.

카페인 복합제

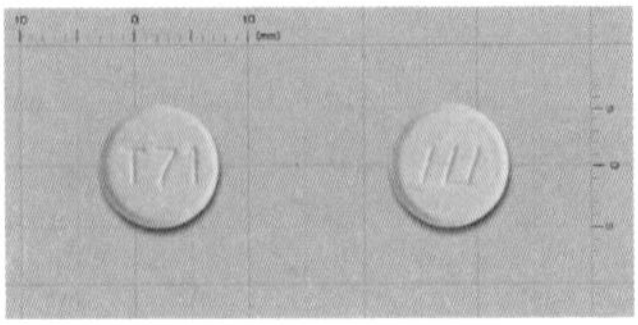

열 생성을 촉진해 대사율을 올리는 기능을 한다. 카페인이 들어 있기 때문에 대표적인 부작용으로 불면증이 있다.

배부른 효과를 주는 포만감유도제

원리상 포만감을 좀 더 올려 식사량을 조절하는 데 도움이 되는 약이다.

알긴산(Alginic Acid)

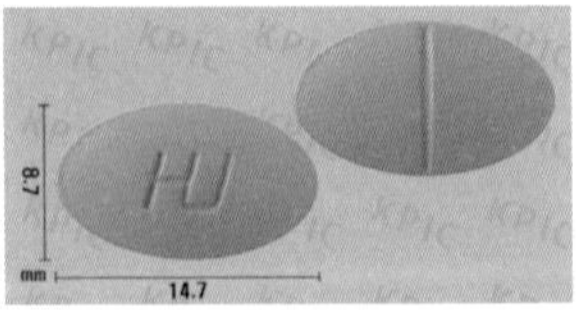

해조류 추출 식이섬유 성분으로 만들어졌다. 위 속에서 물을 끌어들여 포만감을 증대하는 역할을 한다.

그 밖에 다른 종류의 약

위에서 소개한 식욕억제제, 흡수전환저해제, 대사촉진제, 포만감유도제와 함께 처방되는 약들이다.

소화기 약물

음식의 소화와 흡수에 관여하는 위산억제제, 위장관운동촉진제, 변비약을 많이 쓴다.

기타 보조제

부종 제거를 위한 항산화제, 비타민제를 쓰는 곳도 있고, 지방 연소를 촉진하기 위한 카르니티인이나 방풍통성산 등의 한약재를 쓰기도 한다.

다이어트 약 잘못 쓰는 사례

다이어트 진료를 하다 보면 식욕억제제를 처방받기는 했으나 잘못 복용하고 있는 경우를 많이 본다. 가장 센 식욕억제제를 장기간 복용하여 정신적으로 피폐해진 경우, 10년째 먹었다 안 먹었다 계속 반복하여 내성만 생긴 경우, 어디가 좋다더라 하는 소문 따라 여기저기 옮겨 다닌 경우 등이다. 약은 기본적으로 몸에 좋으라고 만든 것이지만 식욕억제제만큼은 다르다. 구체적으로 무엇이 문제인지 알아보자.

모든 약은 독이다

식욕억제제는 매우 조심스럽게 단기간 사용해야 하는데도 장기간 지속적으로 복용하는 경우가 있다. 식욕억제제 중 일부는 향정신성의약품으로 분류되어 있기 때문에 중독과 남용의 문제가 있다. 따라서 12주 이내(펜터민) 혹은 4주 이내(펜디메트라진) 등으로 처방이 엄격히 제한되어 있다.

하지만 식욕억제제는 보험 적용이 되지 않는 비급여 약이라 전산으로 철저하게 관리되지 못하고 환자들이 이 병원 저 병원에서 계속 처방받을 수 있는 것이 현실이다.

펜터민은 교감신경을 항진하는 약으로 쉽게 비유하면 100m 달리기 후 토할 것 같은 느낌이라고 보면 된다. 그 상태를 하루 종일 유지하는 것으로 심장에도 무리가 가고 신경전달물질에도 영향을 준다. 대표적인 부작용으로는 불면증, 심계항진, 두통, 손떨림 등이 있다.

중독, 남용 문제는 더 심각하다. 식욕억제제를 처음 먹어보면 식욕이 훅 떨어져서 아무것도 먹고 싶지 않은데도 오히려 활력은 나고 정신이 쌩쌩해진다. 하지만 이것은 일시적으로 교감신경이 항진되어서 일어나는 현상이다. 장기간 지속되면 오히려 불안감이나 우울감 등이 나타날 수 있고 심하면 조울증, 우울증에 걸리기도 한다.

따라서 식욕억제제를 처방받을 때는 지속적으로 상담할 수 있는 주치의의 처방하에 조심스럽게 사용해야 한다. 여러 계열과 여러 단계의 약이 있기 때문에 본인에게 맞는 처방을 받아야지 무턱대고 가장 센 약으로 시작하면 몸과 마음을 망칠 수 있다.

식욕억제제도 잘 사용해야 한다

간혹 식욕억제제를 저용량으로 사용하면서 먹었다 안 먹었다를 오랜 기간 반복하는 경우가 있다. 예를 들어 리라글루타이드 주사는 기간에 따라 증량하게 되어 있는데 임의대로 최저 용량으로만 몇 달간 사용한 경우가 있었고, 마찬가지로 경구약을 이틀에 한 번, 3일에 한 번 필요할 때만 복용하는 경우도 있었다.

저용량으로 계속 사용하는 이유는 몸무게를 유지하는 데 약이 필요할 것이라고 착각하기 때문이다. 하지만 식욕억제제는 체중감량을 목적으로 단기간 사용하고 나서 끊어야 몸에 내성이 쌓이지 않는다. 따라서 기간과 목표를 정해놓고 사용해야 하는데 오늘 약속이 있으니까, 혹은 오늘 왠지 식욕이 오를 것 같다 등의 이유로 마치 진통제처럼 임의로 복용하는 사람이 많다.

필요할 때만 간헐적으로 약을 복용하는 것이 좋지 않은 이유는 모든 약은 복용 시간과 방법이 정해져 있기 때문이다. 그렇게 해야 몸속의 약물 농도가 적절하게 올라가고 안전성도 보장되는 것이다. 하지만 약을 필요할 때만 복용하면 효과도 제대로 보지 못하고 내성은 생겨서 처방하는 의사 역시 정확한 평가를 할 수가 없다. 그래서 의사는 약이 잘 안 들었다고 판단하여 약을 더 강화할 수밖에 없고, 그렇게 되면 피해는 결국 본인이 보는 것이다.

또 식욕억제제를 무조건 살이 빠지는 약으로 착각하는 경우도 있다. 하지만 엄연히 포만감이나 식욕을 조절하는 약이기 때문에 약을 복용하더라도 기존의 식습관에 변화가 없다면 체중감량 효과를 볼 수 없다.

식욕억제제는 주치의와 상담을 통해 적절한 용량을 복용해야 한다. 그리고 초기 약으로 체중감량 효과가 없다면 병원을 재방문하여 상담을 다시 거친 후 증량하거나 변경해야 한다.

친구 따라 다이어트 약 먹기

다이어트 처방전만 전문으로 취급하여 하루에도 수백 명이 처방전을 타러 오는 병원들이 있다고 한다. 의사 여러 명이 각 방에 한명씩 앉아 있고 빼빼 마른 젊은 여성부터 거구의 중년 남성까지 줄을 서서 다이어트 약 처방전을 받아 간다고 한다. 과연 세상에 없던 명약을 조제하는 것일까? 아니면 가장 강력한 식욕억제제를 처방하는 것일까?

다이어트는 특성상 워낙 민감한 문제이고 살이 빠지는 것은 눈으로 확인할 수 있기 때문에 입소문을 많이 타는 편이다. 우리 병원도 마찬가지다. 내 친구 누가 몇 kg을 뺐다더라 하면서 찾아오는 것은 감사한 일이지만 약을 똑같이 달라고 하면 난감할 때가 많다.

모든 사람들이 똑같은 약을 먹고 항상 똑같은 효능을 기대하기는 힘들다. 왜냐하면 사람마다 체질과 습관이 다르기 때문이다. 식욕억제제 역시 마찬가지다. 스트레스성 폭식이 문제인지 당중독이 문제인지, 혹은 기저질환은 없는지 등을 꼼꼼히 따져서 약을 선택해야 한다. 보통 그런 상담 과정이 생략되고 누구에게나 똑같은 처방전이 나가면서 문제가 발생한다.

같은 약이라도 사람마다 효과와 부작용이 천차만별이다. 어떤 사람은 부작용 없이 체중감량을 잘하지만 어떤 사람은 부작용이 나타나고 효과가 적을 수도 있다. 그런 점에서 개인별 상담이 무엇보다 중요하므로 친구 따라 강남 가는 일은 없어야 한다.

살 빼주는 주사

병원에는 다이어트 약만 있는 것이 아니라 주사도 있다. 그 종류도 다양해서 해당 부위에 직접적으로 놓는 지방 분해 주사, 인슐린처럼 맞는 식욕 조절용 자가주사, 대사 치료 용도로 사용되는 다이어트 수액 등이 있다.

주사를 맞는 것이 귀찮고 아프다는 생각에 거부감이 들 수 있지만, 자신의 몸에 맞게만 사용한다면 다이어트에 좋은 효과를 볼 수 있다.

전통적 지방 분해 주사 시술

오래된 전통의 카복시 및 HPL을 필두로 하여 성형외과 및 미용병원 등에서 여전히 비만 치료로 성행하는 것은 지방 분해 주사이다. 부분적으로 복부, 허벅지, 팔뚝 등 원하는 부위에 직접 주사하여 체지방 분해를 유도하는 것이다. 보통 혈액순환을 강화하고 지방세포 파괴 및 림프 배출이 잘되도록 하는 역할을 한다.

지방을 분해하는 용액으로는 콜린 알포세레이트, 히알루로니다제, 아미노필린 등 다양한 성분이 있다. 이것들을 조성하는 방식에서 각 병원마다 차이가 조금 있지만 크게 봤을 때는 대동소이하다.

일부 병원에서는 특허까지 내며 특별한 성분을 쓰는 것처럼 주장하지만 이미 지방 분해 주사 시술을 하는 병원이면 서로의 레시피(배합 비율)를 어느 정도 알고 약간의 변형을 가하는 정도라고 보면 된다. 그런데도 환자들은 그런 사실을 알기 어렵기 때문에 특별한 주사라고 생각하며 주사 한 대당 수십만 원을 지불할 수밖에 없다.

특히 20kg 이상 빼야 하는 고도비만 환자에게 지방 분해 주사를 시술하는 것도 문제다. 고도비만은 피하지방 제거보다 전체적인 체중감량을 통해 내장지방을 감소시키는 것이 훨씬 중요하다. 전체적인 부피를 줄여야 하는데 뱃살이 잡히는 부분에만 시술을 하는 것이다. 당연히 효과도 적고 건강상으로 얻는 이득도 거의 없다.

이는 기만적 행태에 가깝고 주사 시술을 많이 하는 병원일수록 이런 사실을 명확하게 밝히지 않는다. 또한 일부 병원에서는 지방 분해 주사 시술과 식욕억제제를 함께 쓰기도 한다. 그렇게 되면 복부가 줄어들더라도 지방 분해 주사 때문인지 식욕억제제를 먹어서 그런 것인지 명확하게 구분하기 힘들다.

지방 분해 주사 시술이 전혀 효과가 없다는 것은 아니다. 전체적으로 감량을 하고 난 후 흔히 '덜렁살'이라고 표현하는 남는 부분에 시술하는 것은 체형 개선 측면에서 만족도를 높일 수 있다.

일명 '강남주사'로 불리는 리라글루타이드 주사

싹뺀다, 살뺀다 주사 등의 별명과 함께 만만치 않은 가격 때문에 '강남주사'라고도 불리는 리라글루타이드 주사가 있다. 매일 환자가 같은 시간에 스스로 자신의 몸에 주사를 하는 자가주사제로서 원래는 당뇨약으로 개발되었으나 포만감을 주는 부작용 때문에 아예 비만치료제로 출시한 것이다.

2년 전 출시 당시에는 누가 다이어트용으로 매일 집에서 배에 자가주사를 하겠냐는 우려가 대부분이었다. 하지만 효과가 입증되고 입소문이 빠르게 퍼지면서 전체 비만치료제 시장 점유율의 40%까지 올라서기도 했다.

기존의 식욕억제제는 교감신경을 흥분시켜서 못 먹게 만드는 것에 반해 이 주사는 포만감을 관장하는 호르몬 유사체로 작용하여 하루 종일 배부른 느낌을 가지게 해준다. 또한 혈압을 높이는 기존 식욕억제제와 달리 심혈관계 위험성을 개선하는 것으로 나타나 촉망받는 비만치료제 중의 하나이다.

단점은 역시 자가주사제라는 것과 가격이 비싸다는 점이다. 비급여 주사제이므로 한 달 기준 시중가 20만~30만 원의 가격으로 부담이 있는 편이다. 아직 약물 전달 기술이 개발되지 않았지만 약 5년 후에는 포만감유도제가 먹는 약으로도 개발될 것으로 예측된다. 그렇게 되면 또다시 비만치료제 시장에 일대 돌풍을 불러일으킬 것이다.

기능의학적 다이어트 수액

다이어트 수액은 사용된 지 불과 2~3년 정도밖에 되지 않지만 기능의학적 다이어트의 핵심 치료제라고 할 수 있다. 아미노산의 일종인 아르기닌과 지방을 세포 속으로 집어넣어 지방 연소를 돕는 카르니틴, 지방 분해 조효소로 사용되는 비타민B_5, 항산화제인 비타민C 등 체지방 분해를 돕는 성분들을 수액으로 만든 것이다.

아르기닌은 체내에 흡수되어 산화질소를 생성시키는데 이 산화질소가 지방조직의 중성지방을 가수분해하는 효소를 활성화하고 우리 몸의 에너지 공장을 담당하는 미토콘드리아를 강화하는 역할을 한다. 이런 원리로 몸속 에너지 공장을 활발하게 만들어 대사의 증가를 유도하고 식욕억제제만 썼을 때보다 더 건강한 다이어트를 돕는다고 할 수 있다.

물론 이런 다이어트 수액을 맞는다고 해서 많이 먹어도 살이 빠지는 것은 아니다. 적절하게 식욕억제제의 도움을 받아서 체중이 감량할 때 체지방 위주의 분해를 도와주며 대사를 끌어올려 향후 발생할 수 있는 요요 현상을 예방하는 것이 더 효과적이다.

모든 비만치료에서 아르기닌 주사가 필요한 것은 아니며 기존 식욕억제제의 효과가 없거나 내성이 생긴 경우, 식욕억제제를 사용하여 체중감량은 되었으나 끊자마자 곧바로 요요가 오는 경우, 운동만으로는 살이 잘 안 빠지는 경우, 출산 혹은 갱년기에 대사가 저하되면서 체중이 늘어난 경우에 다이어트 수액이 도움이 될 수 있다.

다이어트 기계에 대해 궁금한 점

비만클리닉 하면 단순 주사 시술과 함께 많이 떠올리는 것이 기계 시술이다. 복부 비만의 경우 전체 몸통의 크기를 결정하는 내장지방은 식단과 운동으로도 줄일 수 있다. 하지만 나이가 들면서 차곡차곡 쌓여 손가락으로 잡히는 피하지방은 거슬리게 마련이다. 이때 기계의 도움으로 피하지방에 대해 부분 치료를 하는 것이 체형 치료이다.

비만 치료의 새 분야, 체형 치료

코도 세우고 눈도 크게 키우고 얼굴도 갸름하게 만드는 것처럼 종아리 굵기를 줄인다든가 뱃살만 없앨 수 있지 않을까 하는 데서 출발한 것이 체형 치료 분야이다.

다이어트 병원에 오는 모든 사람들이 고도비만은 아닌 것처럼 분명 표준체중이고 보기에도 말라 보이는데 누구는 하체 비만이고, 누구는 복부 비만으로 부분적인 불만을 가지고 있는 경우가 많다.

소량의 뱃살이나 팔뚝살의 피하지방을 제거하는 것은 그렇게 어렵지 않다. 그러나 오랜 기간 유지해온 걸음걸이로 단련된 종아리 굵기나 허벅지 군살은 한 가지 시술이나 약물만으로 쉽게 줄어들지 않는 것이 사실이다. 그럴 때 근육 부분을 보톡스로 줄이고 셀룰라이트는 체외 충격파 치료, 그리고 지방 분해 주사를 응용하는 식으로 여러 방식을 혼용해 치료할 수 있다.

아직 체형 치료가 대중화되지는 않았고 가격도 비싼 편이어서 강남 등지에서 회원권 관리의 개념으로 많이 하고 있다. 외국산 장비를 구비하는데 몇억씩 들어가기 때문이다. 최근 들어서는 중저가의 기계가 많이 보급되면서 지역 병원도 조금씩 시술을 하여 자리 잡고 있는 추세다.

체형 치료의 가격이 비싼 이유는 일반적인 시술과 다르게 해부학적 구조를 잘 아는 의사가 직접 30분~1시간씩 주기적으로 시술해야 하고, 좋다고 알려진 외국산 장비를 구비하는 데 몇 억씩 들어가기 때문이다.

근육과 지방을 줄이는 기계 시술

체형 치료 혹은 지방 분해에 많이 이용되는 대표적인 기계는 저출력 레이저, 고집적 초음파, 체외 충격파, 냉동 지방 파괴술, 고주파, 중저주파 등이 있다.

저출력 레이저

외부에서 지방 분해를 용이하게 해주는 저출력의 레이저를 원하는 부위에 조사하는 방법이다. 의료기기보다 출력이 낮은 가정용 기계가 판매되기도 한다.

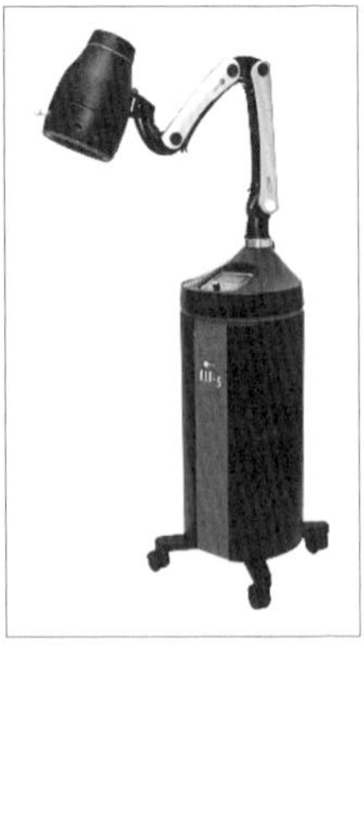

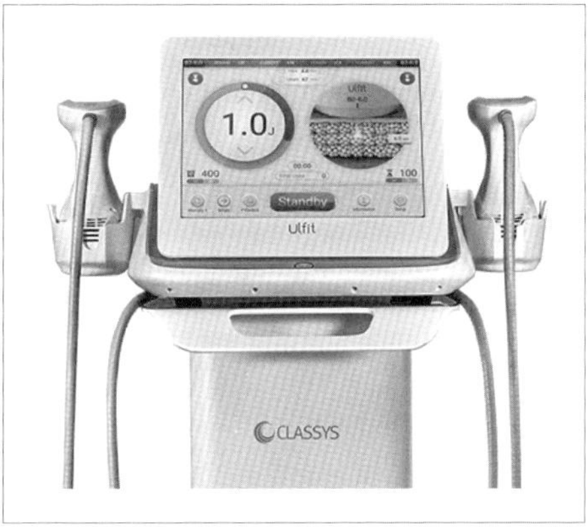

고집적 초음파

일반적인 검사용 초음파가 아닌 지방 분해용으로 나온 장비로 HIFU(High Intensity Focused Ultrasound)라고도 한다. 고강도의 초음파를 한곳에 모아 지방조직에 쏘는 장비다. 검은 종이에 돋보기를 올려놓으면 햇빛이 한곳에 모여 종이가 타는 것과 유사하다. 이 초음파 시술은 얼굴 리프팅에도 많이 사용되는 장비로 부피 감소뿐만 아니라 탄력 개선도 동시에 가능하다. 바디용으로 개발되면서 복부, 팔뚝살, 허벅지 등 처지는 부위에 적용할 수 있다. 전체적으로 체중감량 후 다이어트를 완성하는 역할을 한다고 볼 수 있다.

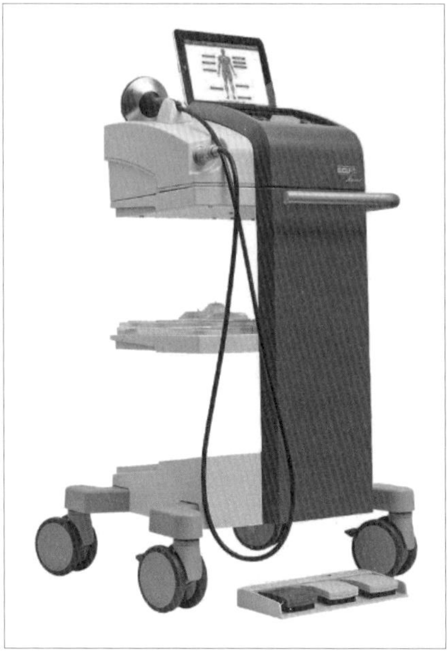

체외 충격파

말 그대로 물리적인 충격을 가해 근육과 지방세포가 혼재된 곳이나 지방이 뭉친 셀룰라이트 부위를 풀어 지방 분해를 돕는 원리다. 원래는 결석 쇄석술에 사용했으며 현재는 통증 치료 등 다양한 분야에 응용되고 있다. 그냥 지방 분해 주사만을 시술하는 것에 비해 물리적으로 충격파를 가한 후 주사하거나 혹은 주사 후 충격파 시술을 하면 효과가 훨씬 극대화된다.

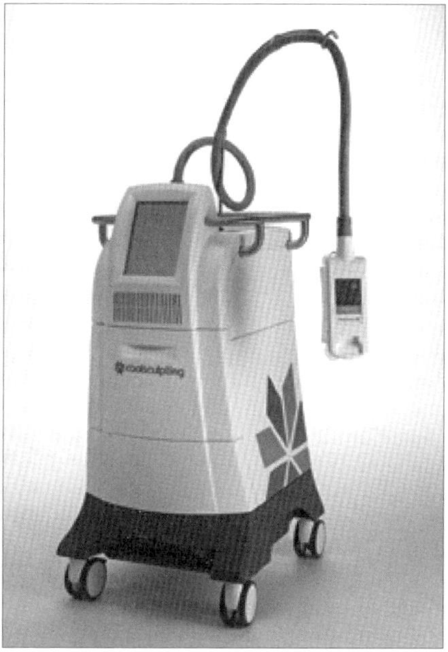

냉동 지방 파괴술

쉽게 말해 지방세포를 얼려서 파괴한다고 생각하면 된다. 우리 몸의 각 조직은 영향을 받는 온도가 각각 다른데 지방은 영상 4도에 특히 취약해 뱃살이나 등살에 부착 후 지방조직 깊이로 냉동시키면 다른 조직은 손상되지 않고 지방세포만 분해될 수 있다.

고주파, 중저주파

외부에서 약한 전기를 흘려보내 분자운동을 일으켜 발생

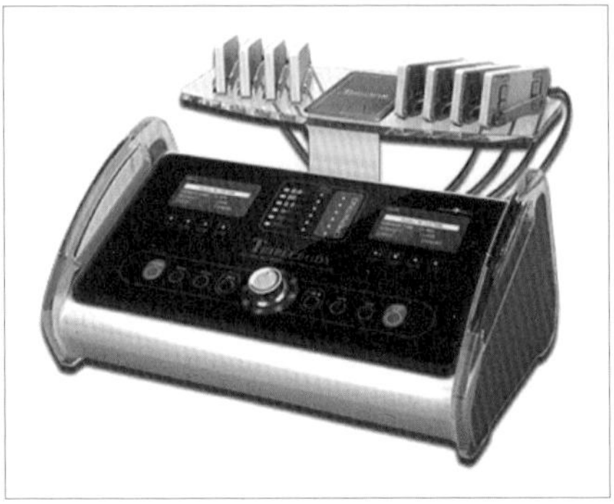

하는 열로 지방을 분해하는 원리다. 지방을 분해하는 저장성 용액을 주입 후 시행하면 더 효과가 좋다.

지방흡입은 수술인가, 시술인가?

우리 몸에는 에너지를 저장해두는 역할을 하는 지방조직이 몇 군데 있다. 사람마다 정도는 다르지만 팔뚝, 허벅지, 아랫배, 옆구리 등이 대표적이다. 이 부위는 우리 몸이 비상시를 대비해 에너지를 축적해두는 곳이기 때문에 다이어트를 해도 가장 나중에 빠지고 붙기 시작하면 가장 먼저 붙는 곳이다. 그래서 보통 가장 콤플렉스가 되는 부위이고 시술 역시 가장 많이 고려하는 곳이다. 하지만 해당 부위에 지방흡입을 한다고 다시 살이 안 붙는 것은 아니다. 오히려 상대적으로 해당 부위의 주변이 더 비대해지면서 표면이 울퉁불퉁해지는 단점이 있다.

지방흡입도 종류가 다양한데 기존의 전신마취를 통한 대량 지방흡입술부터 주사기로 지방을 소량 녹여내는 프티 지방흡입술도 있다. 지방흡입을 좀 더 간단한 시술로 보이게 하는 것이 병원들의 목표이다 보니 간단한 시술로 착각하는 사람들이 있다. 하지만 지방흡입은 엄연히 침습적인 수술로 봐야 한다. 수면마취 혹은 전신마취 자체도 위험하고 출혈량이 많고 신경 손상 가능성도 있어 꽤 위험도가 높은 수술이다.

프랜차이즈 병원으로 성장한 국내 굴지의 비만클리닉에서 가장 많이 하는 프티 지방흡입술 역시 무조건 안전하고 효과가 좋은 것은 아니다. 미세바늘로 통증이 적고 회복도 빠르다고 주장하지만 피멍, 부기, 색소 침착 등의 문제가 있고 무엇보다 가장 흔한 부작용은 효과가 없을 수 있다는 것이다.

다이어트 보조제는 어떻게 봐야 할까?

다이어트를 위해 병원에 오는 것은 사람들에게 진입 장벽이 있다 보니 손쉽게 구할 수 있는 다이어트 보조제가 인기다. 식품의약품안전처(식약처) 자료 기준 2017년 판매 허가된 다이어트 보조제 품목은 2,849개이고, 판매 규모는 1,103억 원 수준이었다.

건강을 위해서 영양제를 챙겨 먹는 것처럼 다이어트를 위해 보조제를 먹는 것이 일반화되는 추세다. 진료실에서도 문진을 해보면 많은 사람들이 다이어트 병원은 처음 와도, 다이어트 보조제를 먹어본 경험은 있다고 한다. 다이어트 보조제가 어떻길래 이렇게 많은 사람이 찾는 것일까?

다이어트 보조제에 주로 사용되는 성분

다음에 소개하는 것은 시중에 판매되고 있는 다이어트 보조제로 많이 쓰이는 성분들이다.

카테킨(Catechin)

폴리페놀의 일종으로 녹차에서 뽑아낸 추출물이며 녹차의 떫은맛을 내는 성분이다. 지방 산화와 에너지 소비를 증가시키는 역할을 하며 혈중 콜레스테롤 개선 등 심혈관 보호 효과도 확인된 바 있다. 2009년 49개 논문을 메타 분석한 결과 체중 감소 및 유지에 효과가 있는 것으로 확인되어 다이어트 보조제 성분 중에는 가장 근거가 있다고 할 수 있다. 카테킨 성분은 병원 다이어트 처방전에도 많이 포함되는 편이다.

가르시니아 캄보지아 추출물(Hydroxy Citric Acid, HCA)

인도 남서부에서 자생하는 열대식물 가르시니아 캄보지아 열매의 껍질에 함유되어 있는 기능 성분이다. 1969년 미국 브랜다이스 대학교 연구팀에 의해 신체 내에서 탄수화물로부터 지방 합성을 감소시킨다는 사실이 발표되면서 현재까지 다이어트 보조제 성분으로 널리 이용되고 있다. 식약처 기준 생리활성 1등급의 기능성 원료로 카테킨과 함께 가장 많이 쓰이는 다이어트 보조제 성분이다.

키토산(Chitosan)

게, 새우 등 갑각류의 껍질을 구성하는 키틴에서 얻어낸 물질로 콜레스테롤 개선 및 혈관 질환을 예방하는 것으로 알려져 있다. 또한 지방과 결합하여 지방 흡수를 감소시킴으로써 체중감량에 도움을 준다.

포스콜린(Forskolin)

콜레우스 포스콜리라는 허브 식물의 뿌리에서 추출된 성분으로 체내의 cAMP라고 불리는 신호전달물질의 수치를 높여 염증 완화와 지방세포 분해를 유도한다.

공액리놀레산(CLA, Conjugated Linoleic Acid)

공액리놀레산은 홍화씨유에서 추출한 지방산의 일종으로 체내에 존재하는 지방단백질리파아제(LPL)라는 효소의 작용을 억제하여 지방세포에 지방이 축적되는 것을 막는 동시에 세포 내 미토콘드리아 기능을 활성화해서 체지방 분해를 촉진하는 효과가 있다.

다이어트 보조제는 약이 아니다

다이어트 보조제는 의약품이 아닌 건강기능 식품으로 병원에서 처방하는 약과는 효과가 원천적으로 다르다. 각종 성분의 효능에 대한 설명서에도 '체중 감소에 도움을 줄 수 있다'고 완곡히 표현하고 있다. 이것은 체중 감소에 도움이 된다는 논문도 있지만 효과가 없다는 논문도 많기 때문에 확실한 결론을 내릴 수 없다는 뜻이다. 효과가 확실하다면 식품이 아닌 의약품으로 등극되어야 하는데 그렇지 못한 것이다.

문제는 이런 식품들을 마치 약인 양 호도한다는 것이다. 해당 다이어트 보조제를 먹으면 체지방 분해가 이루어져 체중이 내려갈 것 같은 착각을 주기 위해서 날씬한 여자 연예인들을 앞세우기도 한다. 시장이 점점 커지면서 다양한 제품들이 쏟아져 나오고 연예인 광고도 늘어나고 있다.

새로 출시되는 다이어트 보조제들이 완전히 새로운 약인 것처럼 선전하지만 앞에서 언급한 몇 가지 성분들만 효과가 증명되어 있기 때문에 배합 비율만 조금 다를 뿐 거기서 거기라고 봐도 무방하다. 가격도 하나같이 한 달 기준 4~5만 원 선인데 이는 일반적인 다이어터들이 지출하기에 부담 없는 선으로 정한 것이다.

다이어트 보조제를 검색하면 연관 검색어로 뜨는 '칼로리 커팅제'라는 용어도 문제가 있다. 많이 먹어도 보조제만 먹으면 살이 안 찔 것 같은 착각을 유도하는데 근본적으로 식습관을 개선하려는 노력을 덜하게 만들어 결국 다이어트에 실패하게 만든다.

다이어트 보조제, 부작용도 있다?

식욕억제제만 부작용이 있는 것이 아니라 다이어트 보조제 역시 부작용이 있다. 2018년 국회 보건복지위원회 자료에 따르면, 해마다 100건 상당의 부작용이 꾸준히 접수되고 있다. 주요 이상 증상은 소화 불량이 가장 많았고, 그다음으로 체중 증가, 가려움, 어지러움 순이었다.

녹차의 카테킨 성분은 카페인이 함유되어 있어 권장 섭취량을 초과하면 초조함, 불면증 등의 부작용이 나타날 수 있고, 가르시니아 캄보지아 추출물 역시 당뇨나 간 질환이 있는 경우 위험할 수 있다. 또한 표시되어 있는 성분 외에 같이 함유되어 있는 부형제도 문제를 일으킬 수 있다.

기본적으로 약이 아니라 식품이다 보니 부작용이 나타나도

딱히 호소할 데도 없다. 또한 상대적으로 저렴한 가격이어서 효과가 없어도 문제될 가능성이 크지 않으니 업체 입장에서는 팔면 그만이다. 다이어트 보조제는 말 그대로 보조제로만 섭취하고 적절한 식습관과 운동을 병행해야 하며, 의약품의 도움이 필요할 때는 반드시 주치의와 상담하기를 권한다.

부록

1. 비만 원인 분석표
2. 인바디 결과지 해석법

부록 1

비만 원인 분석표

'그냥 많이 먹어서' 혹은 '그냥 안 움직여서'와 같은 단순한 분석으로 접근하면 비만을 해결하기 쉽지 않다. 원인을 더 세분화시켜 그에 맞는 해결책을 제시해야 한다. 병원에서 대사 검사를 통해 실제 자신의 대사를 직접 알아보는 방법도 있지만 아래와 같은 체크리스트로 비만의 원인을 자가 진단할 수도 있다. 자신에게 해당되는 부분을 체크해보자.

1번 문항

□ 믹스커피, 탄산음료, 오렌지주스를 좋아한다.

□ 과일을 좋아한다.

□ 단 빵이나 후식으로 먹는 케이크를 좋아한다.

2번 문항

□ 빵 없이는 못 산다.

□ 면 종류에 환장한다.

□ 떡볶이나 달짝지근한 매운 음식을 좋아한다.

3번 문항

□ 애들 재워놓고 맥주 한 잔하는 낙으로 산다.

□ 와인 한 잔은 몸에 좋다고 생각한다.

□ 야간에 술 한 잔하며 이런저런 이야기하는 시간이 소중하다.

4번 문항

□ 아침은 꼭 먹어야 한다고 생각한다.

□ 끼니 사이 간식을 먹어야 과식을 예방할 수 있다고 생각한다.

□ 식사 후의 과일은 건강식이라고 생각한다.

5번 문항

□ 하루 한 끼만 먹으면 칼로리를 줄일 수 있을 것이다.

□ 식사 이외에는 단 커피나 과자나 빵으로 출출함을 달랜다.

□ 종종 아침 점심을 굶고 저녁 한 끼를 제대로 먹는다.

6번 문항

□ 저녁을 안 먹으려다가 야식으로 넘어가는 경우가 많다.

□ 퇴근이 늦어서 저녁시간이 늦다.

□ 술과 함께 배달음식을 자주 시킨다.

7번 문항

□ 3교대 직장이나 밤낮이 바뀐 일을 한다.

□ 평소에 깊게 못 자고 자주 깬다.

□ 불면증이 오래 방치되었다.

8번 문항

□ 근무 스트레스가 심하다.

□ 가사 및 육아 스트레스가 심하다.

□ 스트레스를 주로 먹는 것으로 푼다.

9번 문항

□ 가공식품을 자주 먹는다.

□ 따로 영양제 등은 챙기지 않는다.

□ 바빠서 식단을 챙길 여유가 없다.

섭취한 음식 종류에 따른 문제	음식을 섭취한 시간에 따른 문제	코르티솔의 문제
① 단 음식	④ 하루 종일 먹기(간식)	⑦ 잠
② 밀가루	⑤ 하루 한 끼 폭식	⑧ 스트레스
③ 술	⑥ 야식	⑨ 미세영양소 부족

1~3번 문항은 무엇을 먹는지, 4~6번 문항은 언제 먹는지, 7~9번 문항은 코르티솔의 문제와 관련이 있다. 위 표를 참고해 자신에게 해당되는 비만의 주된 원인이 무엇인지 알아본 후 주치의와 상의해 해결책을 찾는 것이 좋다.

부록 2

인바디 결과지 해석법

인바디란?

인바디는 원래 체성분 분석기를 만드는 회사의 이름이지만 가장 대중적으로 널리 알려져 체성분 분석기를 인바디로 부르는 경우가 많다. 측정 방법은 생체전기임피던스법(BIA, Bioelectrical Impedance Analysis)을 이용하는데 기기의 금속 부분에서 인체에 미세한 전류를 통과시킬 때 발생하는 저항값을 측정하여 인체의 구성 성분인 체수분, 단백질, 무기질, 지방을 측정하는 원리다.

인바디 결과지에서 눈여겨봐야 할 세 가지 포인트

요즘은 다양한 곳에서 인바디 검사를 할 수 있다. 그런데 막상 결과지를 보면 무엇을 봐야 하는지 모르는 경우가 많다. 그럴 때는 다음 세 가지를 주의깊게 살피면 된다.

골격근량 (Skeletal Muscle Mass)

비만도를 평가할 때 BMI(체질량지수)는 단순히 체중과 키만으로 산출하기 때문에 근육량을 반영할 수 없다는 단점이 있다. 골격근량의 경우 절대량이 중요한데 근육이 많은 경우 기초대사량이 높고 체지방률은 상대적으로 낮다. 따라서 다이어트를 할 때 단순히 BMI 수치만 목표로 하는 것보다 골격근량을 고려하는 것이 좋고 몸무게 대비 골격근량이 많은 경우 다이어트의 목표 체중을 상대적으로 높게 잡을 수 있다.

체지방률(Percent Body Fat)

단순 체중계가 아닌 체성분 분석기를 사용하는 이유는 근육량과 체지방량을 구분해서 보기 위함이다. 앞서 본문에서 살펴보았듯이 외형적으로는 마른 몸이라고 하더라도 근육량이 부족하여 체지방률이 높은 '마른 비만'이 존재하고 이런 마른 비만의 경우도 건강상에 문제가 되기 때문에 체지방률을 눈여겨볼 필요가 있다. 다음 페이지에 나와 있는 인바디 검사지를 보면 BMI(체질량지수)는 24.7로 표준에 들어가지만 체지방률은 경도비만으로 들어가는 것을 볼 수 있다. 남자는 체지방률 10~20%, 여자는 18~28%를 표준 체지방률로 본다.

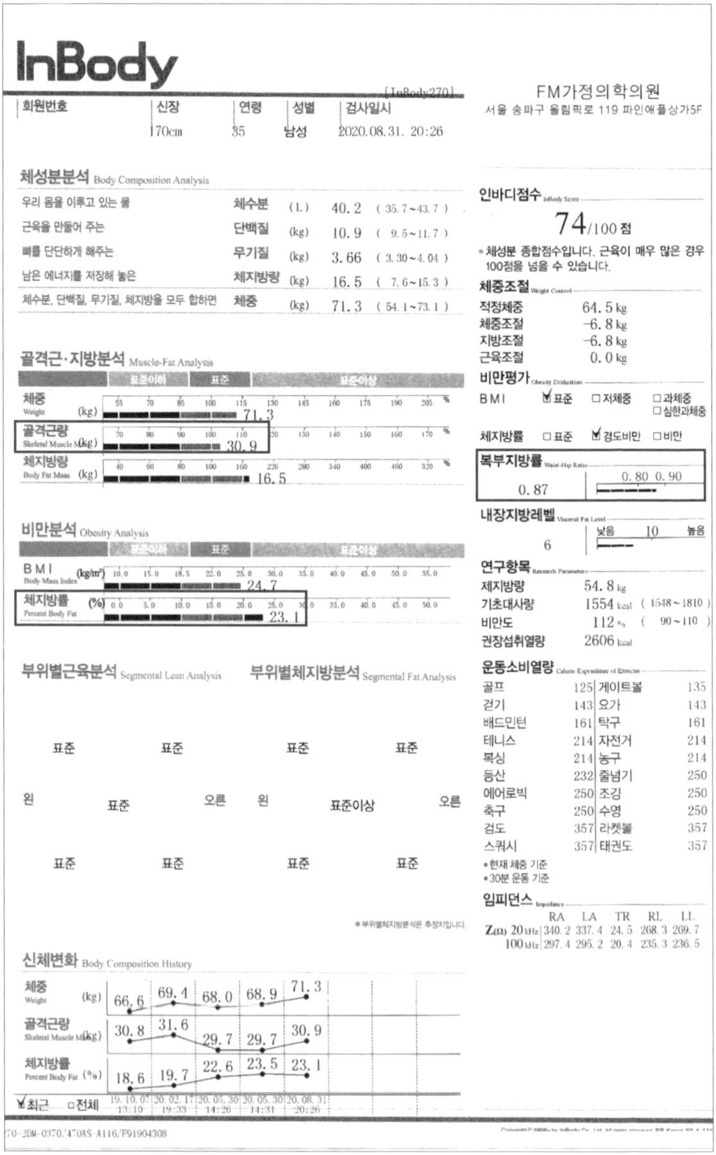

InBody

[InBody270]

FM가정의학의원

서울 송파구 올림픽로 119 파인애플상가5F

회원번호	신장	연령	성별	검사일시
	170cm	35	남성	2020.08.31. 20:26

체성분분석 Body Composition Analysis

우리 몸을 이루고 있는 물	체수분	(L)	40.2	(35.7~43.7)
근육을 만들어 주는	단백질	(kg)	10.9	(9.5~11.7)
뼈를 단단하게 해주는	무기질	(kg)	3.66	(3.30~4.04)
남은 에너지를 저장해 놓은	체지방량	(kg)	16.5	(7.6~15.3)
체수분, 단백질, 무기질, 체지방을 모두 합하면	체중	(kg)	71.3	(54.1~73.1)

골격근·지방분석 Muscle-Fat Analysis

표준이하 | 표준 | 표준이상

체중 Weight (kg)	55	70	85	100	115	130	145	160	175	190	205 %	71.3
골격근량 Skeletal Muscle Mass (kg)	70	80	90	100	110	120	130	140	150	160	170 %	30.9
체지방량 Body Fat Mass (kg)	40	60	80	100	160	220	280	340	400	460	520 %	16.5

비만분석 Obesity Analysis

표준이하 | 표준 | 표준이상

BMI Body Mass Index (kg/m²)	10.0	15.0	18.5	22.0	25.0	30.0	35.0	40.0	45.0	50.0	55.0	24.7
체지방률 Percent Body Fat (%)	0.0	5.0	10.0	15.0	20.0	25.0	30.0	35.0	40.0	45.0	50.0	23.1

부위별근육분석 Segmental Lean Analysis

표준 표준

왼 표준 오른

표준 표준

부위별체지방분석 Segmental Fat Analysis

표준 표준

왼 표준이상 오른

표준 표준

* 부위별체지방분석은 추정치입니다.

신체변화 Body Composition History

체중 Weight (kg)	66.6	69.4	68.0	68.9	71.3
골격근량 Skeletal Muscle Mass (kg)	30.8	31.6	29.7	29.7	30.9
체지방률 Percent Body Fat (%)	18.6	19.7	22.6	23.5	23.1
☑최근 □전체	19.10.07 13:10	20.02.17 19:33	20.05.30 14:26	20.05.30 14:31	20.08.31 20:26

인바디점수 InBody Score

74/100점

* 체성분 종합점수입니다. 근육이 매우 많은 경우 100점을 넘을 수 있습니다.

체중조절 Weight Control

적정체중	64.5 kg
체중조절	-6.8 kg
지방조절	-6.8 kg
근육조절	0.0 kg

비만평가 Obesity Evaluation

BMI ☑표준 □저체중 □과체중 □심한과체중

체지방률 □표준 ☑경도비만 □비만

복부지방률 Waist-Hip Ratio

0.87 (0.80 0.90)

내장지방레벨 Visceral Fat Level

6 (낮음 10 높음)

연구항목 Research Parameters

제지방량	54.8 kg	
기초대사량	1554 kcal	(1548~1810)
비만도	112 %	(90~110)
권장섭취열량	2606 kcal	

운동소비열량 Calorie Expenditure of Exercise

골프	125	게이트볼	135
걷기	143	요가	143
배드민턴	161	탁구	161
테니스	214	자전거	214
복싱	214	농구	214
등산	232	줄넘기	250
에어로빅	250	조깅	250
축구	250	수영	250
검도	357	라켓볼	357
스쿼시	357	태권도	357

* 현재 체중 기준
* 30분 운동 기준

임피던스 Impedance

Z(Ω)	RA	LA	TR	RL	LL
20 kHz	340.2	337.4	24.5	268.3	269.7
100 kHz	297.4	295.2	20.4	235.3	236.5

70-2DM-0370/470AS-A116/F91904308

복부지방률(Waist-Hip Ratio)

가장 정확하게 내장지방의 양을 아는 방법은 병원에서 CT를 찍어 실제의 양을 계산하는 것이지만, 간단하게 체성분 분석기에서도 복부지방률을 파악할 수 있다. 체성분 분석기의 경우 허리둘레를 따로 입력하지 않아도 복부지방률(WHR, Waist-Hip Ratio)을 계산해주는데 이는 허리둘레 / 엉덩이 둘레의 비율로 복부비만을 알아보는 공식이다. 내장지방과 대사증후군, 심혈관계질환과의 상관성이 부각되면서 최근에는 BMI보다 WHR을 더 중요한 지표로 보기도 한다.

남자는 표준범위 0.75~0.85로 0.9부터 복부비만으로 볼 수 있으며 여자는 표준범위 0.7~0.8이고 0.85 이상부터 복부비만으로 본다.

인바디 참고사항

인바디도 간접측정이기 때문에 100% 정확하게 신체를 반영하는 것은 아니다. 참고적으로 받아들여야 하고 신뢰도를 높이고 싶다면 측정 시 다음 몇 가지는 유의하는 것이 좋다.

- 공복 상태인 오전에 재는 것이 좋다. 방금 섭취한 수분은 체지방으로 잡힌다.

- 항상 같은 곳에서 같은 기계로 측정하는 것이 좋다.
- 여성들의 경우 생리 기간에는 수분이 저류되어 체지방으로 좀 더 잡힐 수 있다.

다이어트 초기에는 절식에 따른 인슐린 감소로 인슐린이 끌어당기고 있던 수분이 감소되면서 이것이 체지방이 빠지는 것으로 잡힐 수 있으나 실제로는 수분이 감소한 것이다. 체지방 분해는 다이어트 2~3주 차 때부터 본격적으로 일어난다.

에필로그

보기 좋은 사람이 되고 싶은 욕망도 인정해 주어야 한다

인턴 시절 신장 이식 파트를 한 달간 수련한 적이 있다. 장기이식은 과연 의술의 꽃이라고 할 정도로 의미 있는 일인데 그만큼 가장 치열한 전장이다. 촉각을 다투는 일이다 보니 주간, 야간 혹은 주중, 주말이라는 개념이 전혀 적용되지 않는 곳이다. 세상에 어려운 일들이 그렇듯 하려고 하는 사람도 많지 않아서 이식팀에 속한 의사는 고작 서너 명이었고 장기가 있다면 전국 어디든 달려가 실어오곤 했다.

내가 수련을 했던 병원에 몇 명, 서울 큰 대학병원을 모두 합치면 몇십 명, 전국을 합쳐 몇백 명 정도는 신장이식이 필요한 환자들을 위해 그렇게 바쁘게 살아가고 있다. 타 장기 이식팀, 그를 위한 응급 의료진, 외상센터 등에서 근무하는 분들 역시 지금 이 순간에도 묵묵히 일하고 있을 것이다.

'드라마틱'하다는 말은 이런 의사들을 다룰 때 쓸 수 있을 것 같다. 실제로 의학 드라마로 만든다고 하면 이 정도는 되어야 이야깃거리가 나오지 동네 병원에서 뭔가를 촬영한다면 재미가 없을 것 같다.

하지만 우리가 추구하는 건강은 드라마틱한 현장에 존재하는 것이 아니라 지금 점심으로 무엇을 먹을지 결정하는 이 순간에도 존재한다. 아픈 문제, 어지러운 문제, 열이 나는 문제, 피로의 문제, 살이 찌는 문제 등등 건강과 건강하지 못한 상태가 도처에 있다. 그래서 대부분의 의사들은 드라마틱하지 않아도 가까이에서 환자들을 접하고 있고 그런 행위들을 1차의료라고 칭한다. 결국 나는 장기이식이 아닌 1차의료를 수행하는 가정의학과 전문의가 되었다.

건강과 건강하지 못한 것은 시간이 누적된 결과물이다. 그만큼 연속성이 중요하기 때문에 주치의 진료가 필요하다. 가정의학과는 주치의 진료로서 의료의 연속성, 포괄성을 강조한다. 거창한 것이 아니라 그냥 자주 보면서 잘 먹고 잘 지

내는지, 잠은 잘 자는지, 운동은 하는지, 약이 필요하지는 않는지 물어보는 것이다.

그중에 내가 주로 다루는 분야는 바로 먹고 움직이는 문제이다. 달라진 시대상에 따라 예전에는 못 먹어서 생기는 병이 많았지만 현대인의 질병은 거의 대부분 잘 먹어서 생기는 것이다. 대학병원 순환기내과 내분비내과에서 시행되는 피검사 결과 이상의 대부분은 체중을 5kg만 줄이면 개선되는 항목들이다.

흡연뿐 아니라 비만이 발암의 주원인으로 밝혀졌고 체중은 건강을 결정하는 가장 중요한 인자로 부각되고 있다. 먹고 움직이는 문제는 아무리 강조해도 지나치지 않고 우리 삶에 가장 밀접한 만큼 가정의학과 의사로서 관리해줄 수 있는 부분이 정말 많다.

그래서 나는 다이어트를 치료하는 의사가 되었다. 가정의학과를 생소하게 여기는 만큼이나 다이어트를 병원에서 한다는 것이 생소한 사람들도 있을 것이다. 하지만 본인의 의지를 넘어서 질병이나 대사의 문제로 인해 체중 조절에 실패하는 경우가 있다.

상담을 하다 보면 어떤 사람에게는 정확한 지식이나 따끔한 충고가 필요하고 어떤 사람에게는 지지와 응원이 필요하다. 체중이 늘고 줄어드는 기전은 간단해 보이지만 사람이 무엇을 먹을지, 어떻게 먹을지, 얼만큼 움직일지 하는 문제는 그렇게 단순하지 않다는 것을 하루에도 몇 번씩 깨닫는다.

다이어트를 위해 병원에서 체계적인 문진과 검사, 상담을 시행하고 본인이 깨닫기 힘든 상황을 제3자가 개입해준다면 인생이 바뀔 만한 사건이 된다고 믿는다. 반드시 장기이식을 해야 사람들의 인생을 바꿔줄 수 있는 것은 아니다.

누구나 본인의 건강이 좋고 몸이 가벼웠던 시절에 대한

갈망이 있다. 외형적으로도 보기 좋은 사람이 되고 싶은 욕망도 인정해주어야 한다. 그런 작은 마음들까지 고려하는 다이어트 의사가 되기 위해 앞으로도 노력할 것이다.

참고문헌

1장

- Beccuti and Pannain. "Sleep and obesity" Curr Opin Clin Nutr Metab Care. (2011);14:402-412
- Fiolet, Thibault, et al. "Consumption of ultra-processed foods and cancer risk: results from NutriNet-Santé prospective cohort." bmj 360 (2018): k322.
- da Costa Louzada, Maria Laura, et al. "Consumption of ultra-processed foods and obesity in Brazilian adolescents and adults." Preventive medicine 81 (2015): 9-15.

2장

- Finlayson, Graham, et al. "Acute compensatory eating following exercise is associated with implicit hedonic wanting for food." Physiology & behavior 97.1 (2009): 62-67.

3장

- Johnston, Bradley C., et al. "Comparison of weight loss among named diet programs in overweight and obese adults: a meta-analysis." Jama 312.9 (2014): 923-933.

4장

- Shai, Iris, et al. "Weight loss with a low-carbohydrate, Mediterranean, or low-fat diet." New England Journal of Medicine 359.3 (2008): 229-241.

- Mansoor, Nadia, et al. "Effects of low-carbohydrate diets v. low-fat diets on body weight and cardiovascular risk factors: a meta-analysis of randomised controlled trials." British Journal of Nutrition 115.3 (2016): 466-479.
- Fedewa, Michael V., et al. "The effect of chronic exercise training on leptin: a systematic review and meta-analysis of randomized controlled trials." Sports medicine 48.6 (2018): 1437-1450.

5장

- Eum, Mi-Jung, and Hye-Sun Jung. "Association between Occupational Characteristics and Overweight and Obesity among Working Korean Women: The 2010-2015 Korea National Health and Nutrition Examination Survey." International Journal of Environmental Research and Public Health 17.5 (2020): 1585.

6장

- Pooyandjoo, M., et al. "The effect of (L-) carnitine on weight loss in adults: a systematic review and meta-analysis of randomized controlled trials." Obesity reviews 17.10 (2016): 970-976.
- Koh, Eun Hee, et al. "Effects of alpha-lipoic acid on body weight in obese subjects." The American journal of medicine 124.1 (2011): 85-e1.

다이어트 대사검사 쿠폰

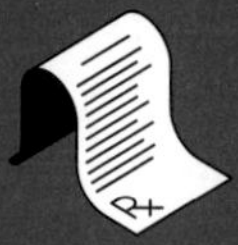

COUPON

(중복 사용 불가)

이 책을 구매한 독자 여러분들에 한해
에프엠가정의학과에서 시행하는
다이어트 대사검사 할인 이벤트를 진행합니다.
자세한 사항은 전화 또는 카카오톡으로
안내받으실 수 있습니다.

전화번호: 02-419-0919
카카오톡 상담: 에프엠가정의학과